내가 원했던 것은 무엇이었을까…….

'사람들에게 도움이 되고 싶다',
는 생각뿐이었던 것 같다.

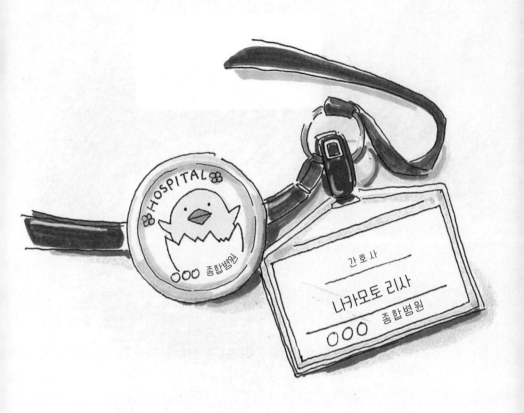

'간호사 나카모토 리사'.

내 이름이 적힌
병원의 명찰을 받았다.

이제는 학생이 아니야,
진짜 간호사가 됐구나.

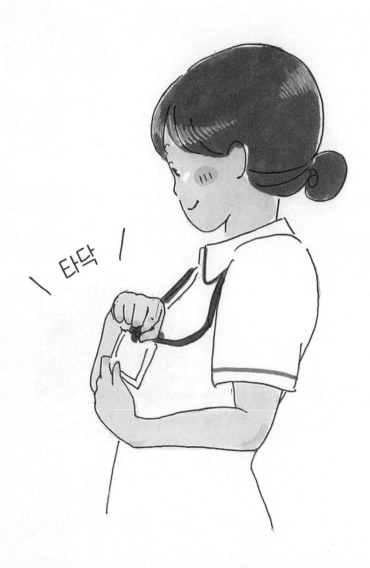

타닥

명찰을 목에 걸었지만,
아직 실감이 나지 않았다.

동기들은 어떨까,
선배들이 자상했으면 좋겠어.

문득 무서웠던 학교선생님의 말씀이 스쳐지나갔다.

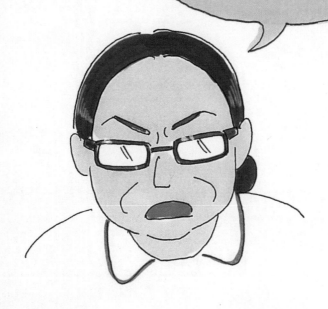

과연 그럴까.

지금은 아직
아무 것도 모르겠다.

하지만, 이런 내게도
조금이라도

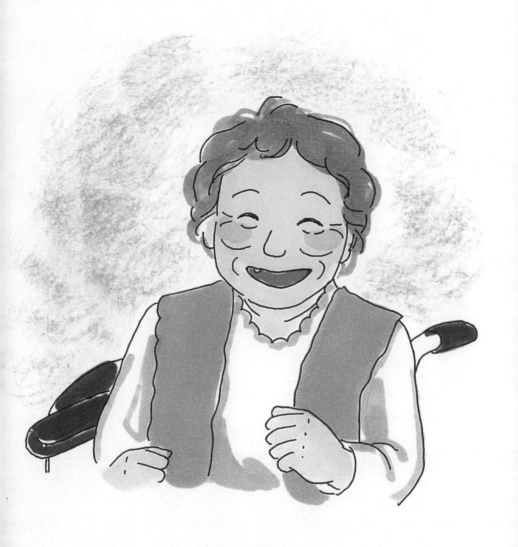

환자들의 얼굴을
웃게 했으면 좋겠다.

현역간호사 일러스트 에세이

간호사가
알려주는
병원이야기

군자출판사
학술국

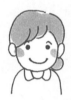

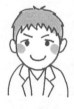

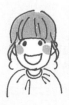

🟥 자기소개 🟥

나카모토 리사 (펜네임)
이 책의 주인공이며 저자. 간호사로 근무하면서,
병원에서 일어나는 일상적인 에피소드를 그림으로 그리고 있습니다.

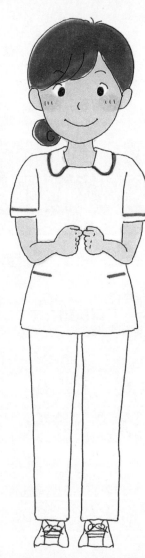

【간호사라는 직업】
• 간호사가 된 계기…
막연히 의료 일에 흥미가 있어
서, 대학수험 때에 자신의 점수
에 맞추어 간호과를 지원했습니
다. 간호사라는 직업은 학생·병
원근무를 하면서 서서히 좋아지
게 되었습니다.
• 외과, 내과, 소화기내과 병동에
서 근무

【성격】
• 생각보다 먼저 행동이 앞선다.
지레짐작하는 경우가 많고 경솔
하다.
• 반면에 때로 너무 신중하다.
• 덤벙거리고 정당히 하며 마이
페이스를 유지한다.
• 매우 긍정적인 성격
• 하지만 내면은 밝지 않다.
• 사색보다 망상을 좋아한다.

【그림에 관한 이야기】
• 엄마가 육아그림일기를 써 온
영향을 받아서, 어린 시절부터
그림일기가 친숙했습니다.
• 간호학생이 되었을 무렵부터 그
림일기를 그리는 속도가 매우
빨라졌습니다!
이후 이것저것 계속 작업그림일
기를 그리고 있습니다.

【취미】
• 독서, 음악, 미술관 관람이 제일
가는 스트레스 해소법. 쉬는 날
은 카페에서 책을 읽거나 미술
전시회에 가는 것이 최고!
• 패션에는 관심이 없어서, 유니
클로뿐. 집에서는 파자마 차림.
• 맛있는 것을 매우 좋아하고 나이
가 들수록 왜인지 고기가 좋아집
니다. '맛있는 거 먹으러 가자'는
유혹에 간단히 넘어갑니다.
• 해외여행도 매우 좋아합니다. 3
일연휴만 되면 혼자서라도 갈 정
도로……하지만, 다녀와서는 역
시 혼자는 외롭구나 하고 느끼곤
합니다.

병원에서 겪는 재미있는 에피소드를 멀리 있는 고향의 가족들에게
알려 주고 싶어서 그림일기를 그리게 되었습니다.

힘이 들고 지쳤을 때는 자신을 격려하기 위해서, 슬플 때는 이 슬픔을
잊지 않기 위한 비망록으로 그려 왔습니다. 제가 가장 괴로울 때에 힘이
되어 준 사람들의 모습을, 대화를 그림으로 그려서 남겨 왔습니다.
이것이 많은 사람들에게도 격려가 되었으면 좋겠다고 생각하며,
이 한 권을 완성하였습니다.

간호사라면 누구나 경험하는 에피소드를 다루고 있어서, 자신의 이야기라
생각하고 읽어주신다면 더할 나위 없이 기쁠 것 같습니다!

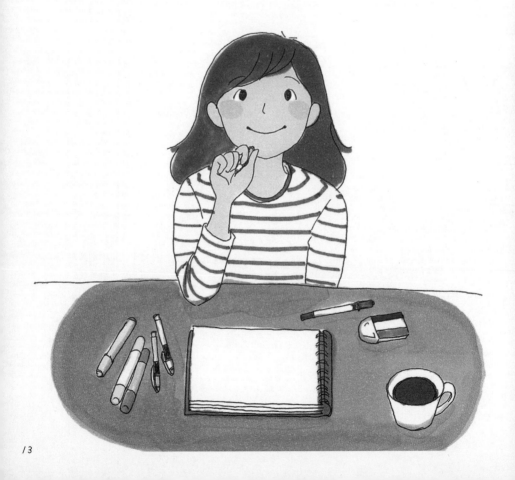

Episode 1

병원은 오묘한 장소

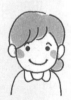

취직한 지 1개월.

자신이 담당하던 환자가 건강해져서,
사복차림으로 퇴원하는 모습을 볼 때는
정말 기뻤다.

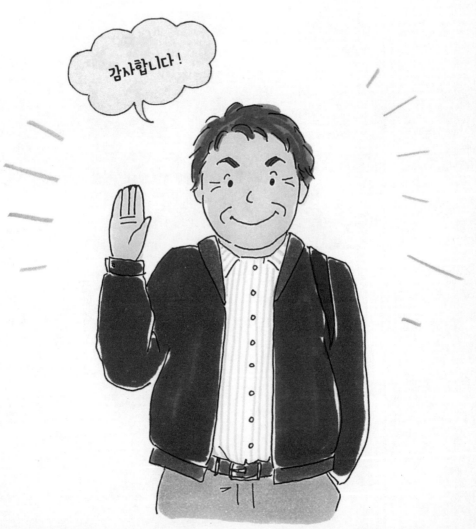

잠깐이나마
동경하고 있던 간호사의 모습에
가까워진 듯한 기분이 들었다.

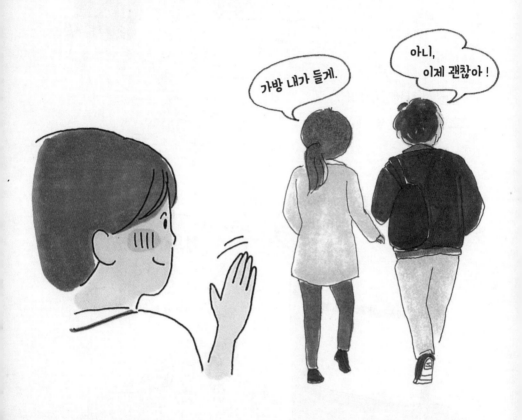

---다만,
실제 병원이라는 세계는
학생시절 상상했던 것보다,
훨씬 오묘한 일이
당연하다는 듯이 일어나고 있다.

간호사 호출을 받고,
긴급사태에 대응!

호출

긴급하지는 않지만,
호출을 받았을 때는……

무슨 일이세요?

텔레비전 소리가
안 나와.

(이어폰이 빠졌을 뿐인데)

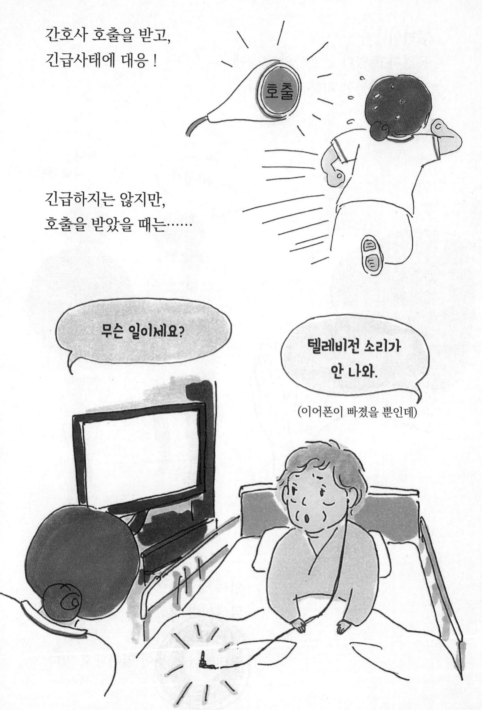

이 정도는 귀여운 편,
입원 중에
짐을 정리하고 퇴원하시려는
할머니가 계시거나,

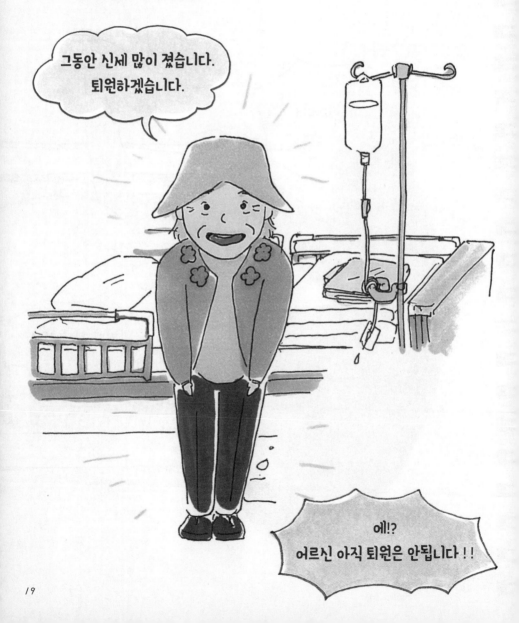

뭔가 헛것이 보이는지……
공중을 향해서
몇 번이고 소리를 지르는 아저씨도.

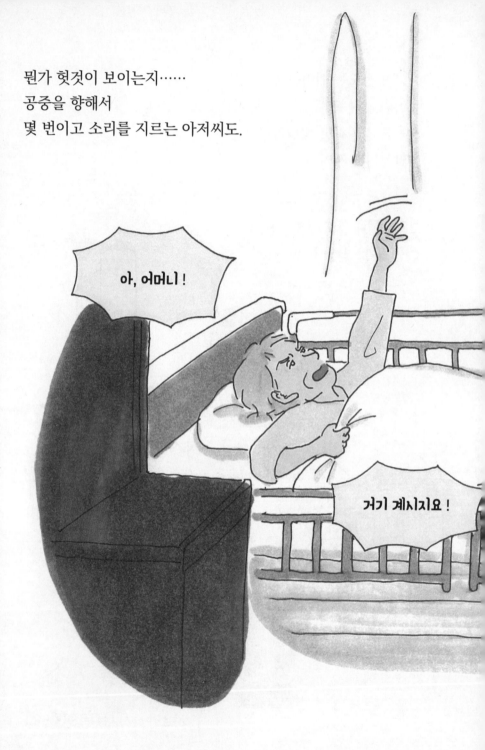

아, 어머니!

거기 계시지요!

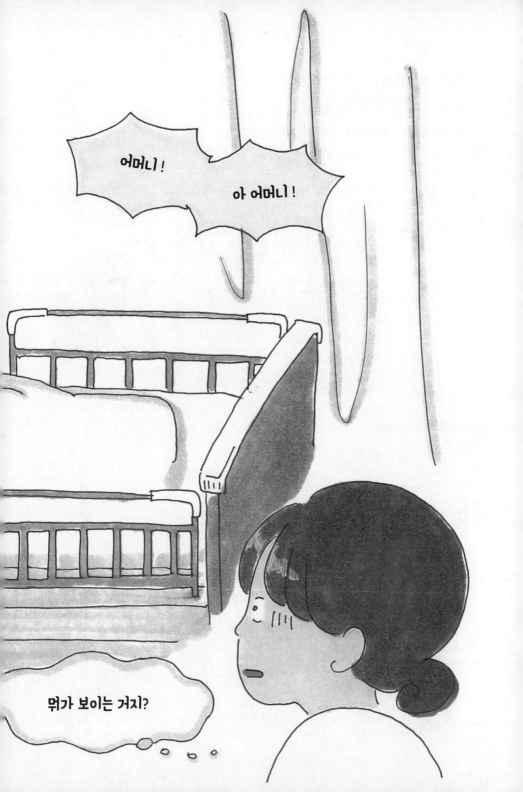

가장 당황했던 것은 간호사실에서
심박수가 갑자기 0으로 표시된
환자에게 달려갔더니

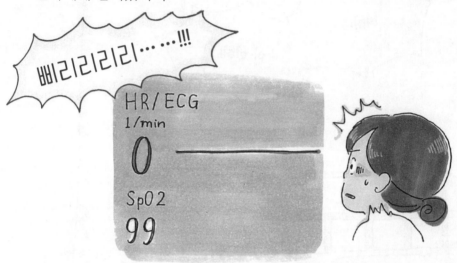

삐리리리리… …!!!

HR / ECG
1/min
0
SpO2
99

화장실에 가서
전극*이 떨어져 있거나…….

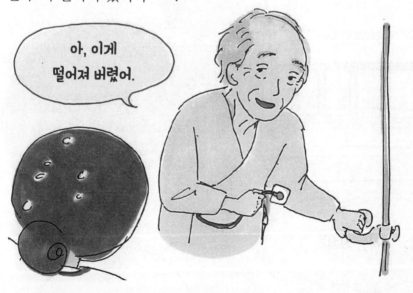

아, 이게
떨어져 버렸어.

*전극 … 심전도를 보기 위해서 가슴에 붙이는 실(seal)을 말한다.

좀 더 드라마틱한 장면을 상상하고 있던 내가
의료드라마를 너무 본 것 같다고
선배에게 투덜대니까,

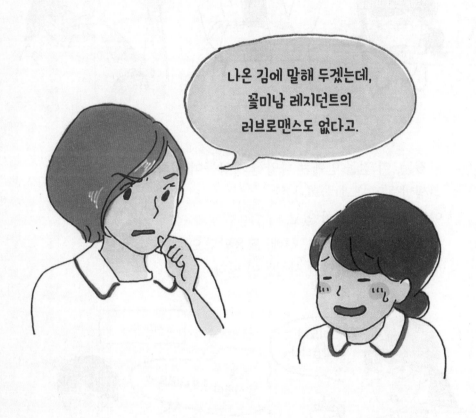

나온 김에 말해 두겠는데,
꽃미남 레지던트의
러브로맨스도 없다고.

라는 김빠진 소리도 듣게 되었다.

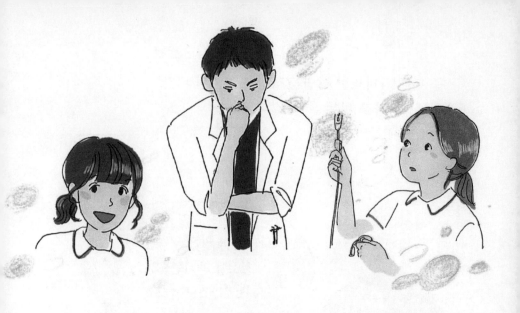

어쨌든, 이 건물 안에는 다양한 사람들이 있다.
선생님들도 내과나 외과 등,
여러 과에 배정되어 있고,
간호사인 내게도 동기, 선배, 교육담당으로
성격도 연령도 다양한 사람들이 많다.

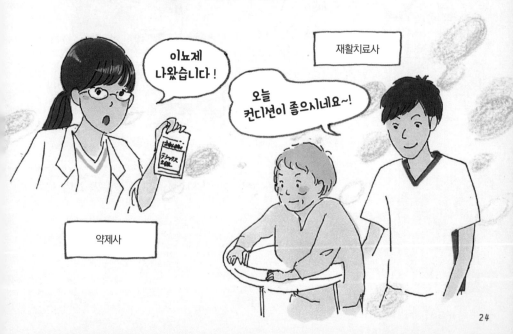

재활치료사

이뇨제
나왔습니다!

오늘
컨디션이 좀으시네요~!

약제사

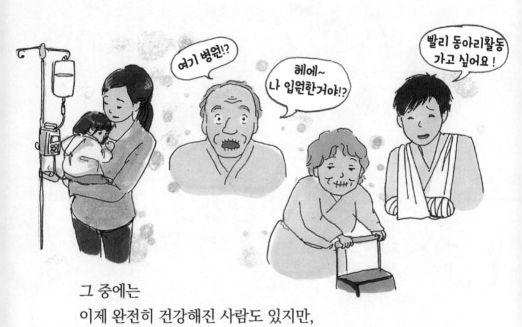

그 중에는
이제 완전히 건강해진 사람도 있지만,
생사가 달린 중증 환자도 있다.

이것이 병원이다.

지금은 아직
하루하루를 지내는 데에 정신이 없지만……

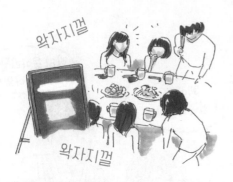

왁자지껄

왁자지껄

취직한 지
한 달 정도 지났는데
일은 어때?

에~……
아직 익숙하지 않지만,
얼마 전에 담당한 환자분이
건강해져서 퇴원하실 때는
정말 기뻤어요.

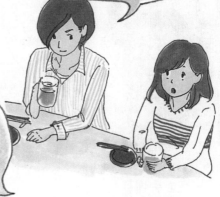

건강해지면, 기쁘지~.
건강해지지 못한 사람도 있으니까
웃게 하려고 애써야 해~.

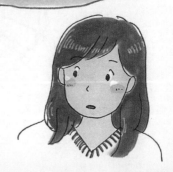

어떻게든 힘을 내려고 한다.

신입간호사 연수 !

많은 신입사원들이 회사에 들어와서 처음으로 연수를 경험하는데, 간호사 세계에도 신입사원연수가 있습니다.

실은 '바늘을 찌르거나' '사람의 몸에 관을 넣는' 행위는 간호사 면허가 있어야만 할 수 있으므로, 아무리 학교에서 배웠다고 해도 취직해서 처음으로 경험하게 됩니다.

물론 처음부터 갑자기 환자에게 주사를 놓을 수가 없어서, 연습상대는 주로 동기나 선배들입니다. 당연히 찌르는 쪽도 긴장을 하겠지만, 긴장하여 부들부들 떨리는 손으로 찔림을 당하는 쪽이 몇 배 더 무섭습니다(웃음).

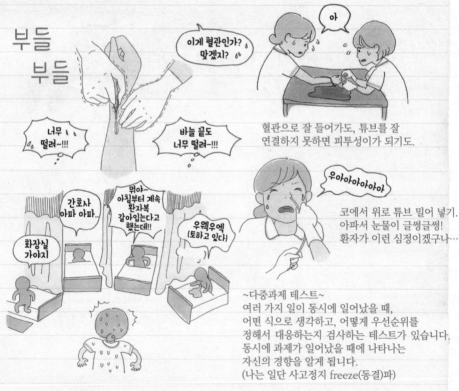

부들 부들

이게 혈관인가? 맞겠지?

아

너무 떨려~!!!

바늘 끝도 너무 떨려~!!!

혈관으로 잘 들어가도, 튜브를 잘 연결하지 못하면 피투성이가 되기도.

우아아아아아아아

코에서 위로 튜브 밀어 넣기. 아파서 눈물이 글썽글썽! 환자가 이런 심정이겠구나…

화장실 가야지

간호사 아파 아파..

뭐야~ 아침부터 계속 환자복 갈아입는다고 했는데!!

우웩우웩 (토하고 있다)

~다중과제 테스트~
여러 가지 일이 동시에 일어났을 때,
어떤 식으로 생각하고, 어떻게 우선순위를
정해서 대응하는지 검사하는 테스트가 있습니다.
동시에 과제가 일어났을 때에 나타나는
자신의 경향을 알게 됩니다.
(나는 일단 사고정지 freeze(동결)파)

지금은 당연한 일이지만, 당시에는 '아아, 이런 식으로 하는구나' 라고, 모든 것이 새로웠던 기억이 납니다.

Episode 2

오이시씨가
깨우쳐 준 가르침

오이시씨, 67세.
췌장암의 재발로 병원에 다시 입원하셨다.
말기이다. 이제 수술도 할 수 없었다.

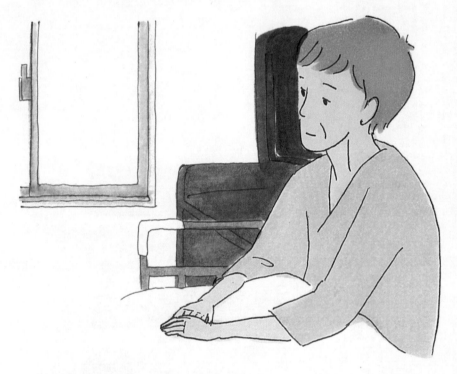

치료방침은
앞으로 가능한 본인이 힘들지 않도록
증상을 완화해 가는 것이었다.

가족의 희망으로,
병명이나 진행에 관해서는 본인에게 알리지 않았다.

진행이 빨라서 남은 수명은 3개월정도.

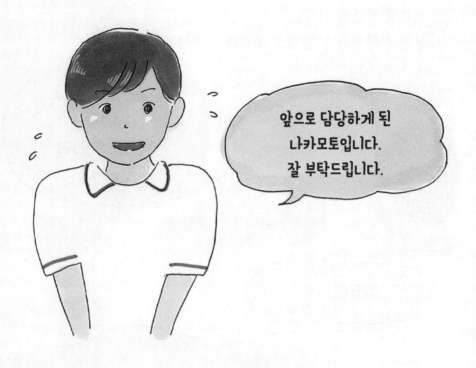

앞으로 담당하게 된
나카모토입니다.
잘 부탁드립니다.

나는 처음으로 종말기*환자를
담당하게 되었다.

종말기, 즉 그것은
인생의 마지막을 여기에서 보낸다는 것.

솔직히, 무섭다.
또한
어떤 얼굴로 대해야 좋을지 모르겠다.

*종말기 … 수명이 얼마 남지 않은 시기를 말한다

아드님 말씀에 의하면,
본인은 퇴원할 수 있다고 생각하고 계시는 것 같았다.

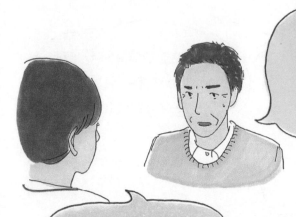

아버님과 상의하여,
어머니께는
말씀드리지 않기로
했습니다.

그러시군요⋯⋯.

드시고 싶은 것이 있느냐고 물어도
"퇴원하면 좋아하는 거 먹을텐데 뭐,
지금은 병원에서 나오는 음식으로 충분해" 하시네요.
하지만 집에 돌아가시지 못할지도 모르는데.
쑥스러운 얘기지만 제가 아직 결혼을 못해서,
어머니께 걱정만 끼쳐드리고, 어찌해야 좋을지⋯⋯.
죄송합니다.
나카모토 선생님께 이런 얘기까지 하고.

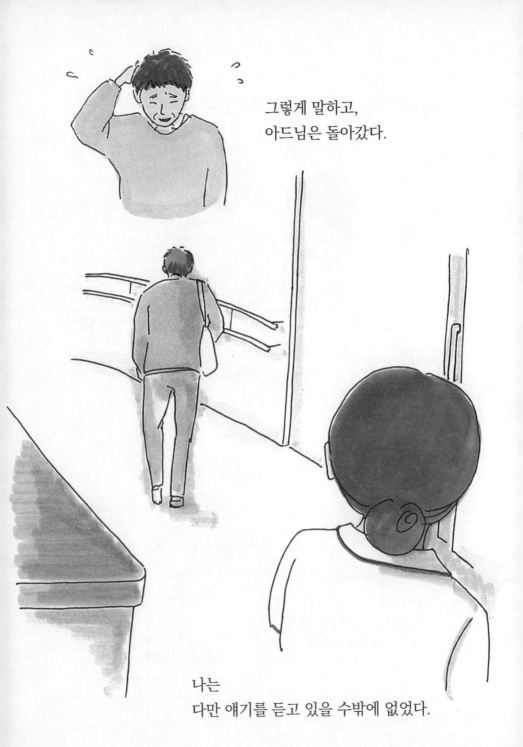

그렇게 말하고,
아드님은 돌아갔다.

나는
다만 얘기를 듣고 있을 수밖에 없었다.

병실로 돌아가서,
오이시씨가 환자복을 갈아입는 것을 도와드렸다.

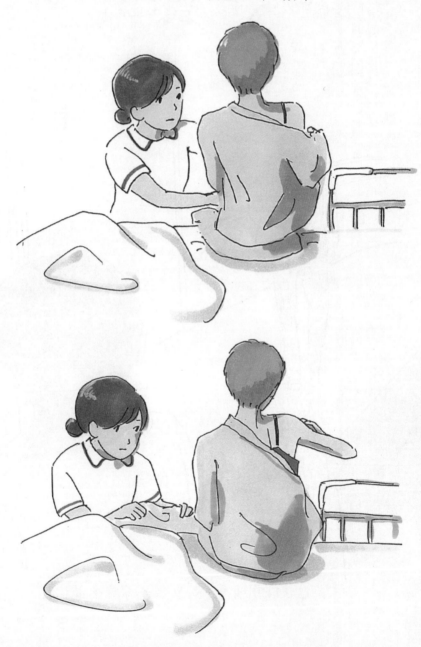

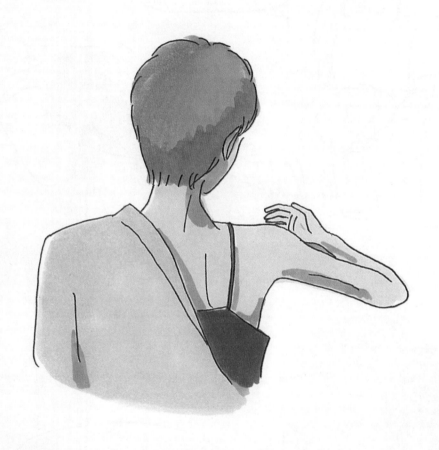

오이시씨는
살이 빠져서 완전히 야윈 하얀 팔을
한동안 바라보고 있었다.

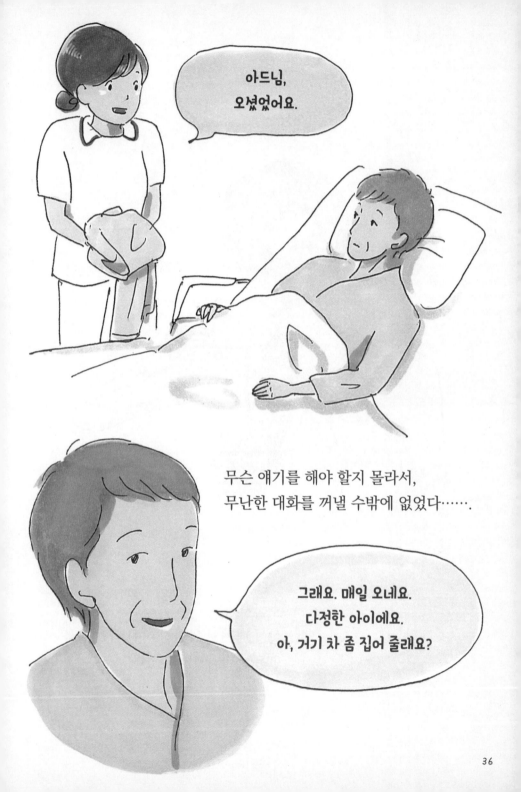

아드님,
오셨었어요.

무슨 얘기를 해야 할지 몰라서,
무난한 대화를 꺼낼 수밖에 없었다……

그래요. 매일 오네요.
다정한 아이에요.
아, 거기 차 좀 집어 줄래요?

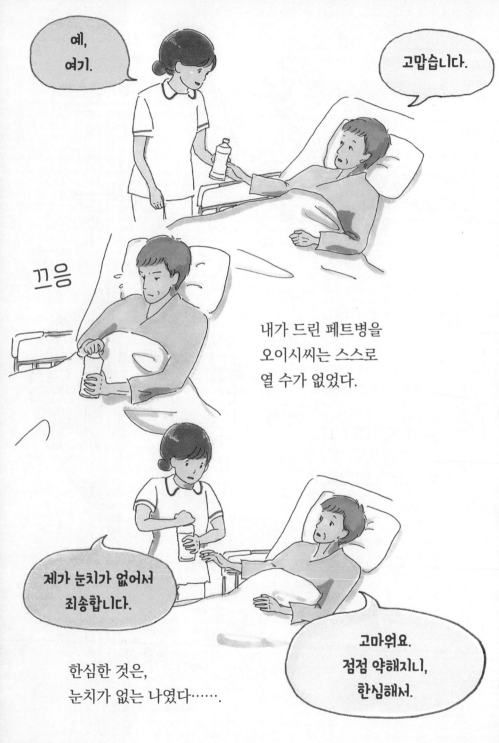

예, 여기.

고맙습니다.

끄응

내가 드린 페트병을 오이시씨는 스스로 열 수가 없었다.

제가 눈치가 없어서 죄송합니다.

고마워요. 점점 약해지니, 한심해서.

한심한 것은, 눈치가 없는 나였다……

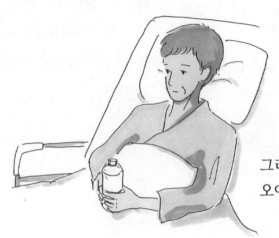

그리고 잠시 침묵이 흐른 뒤
오이시씨가 입을 열었다.

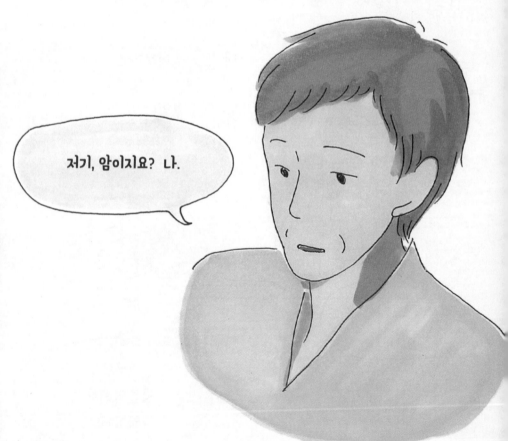

저기, 암이지요? 나.

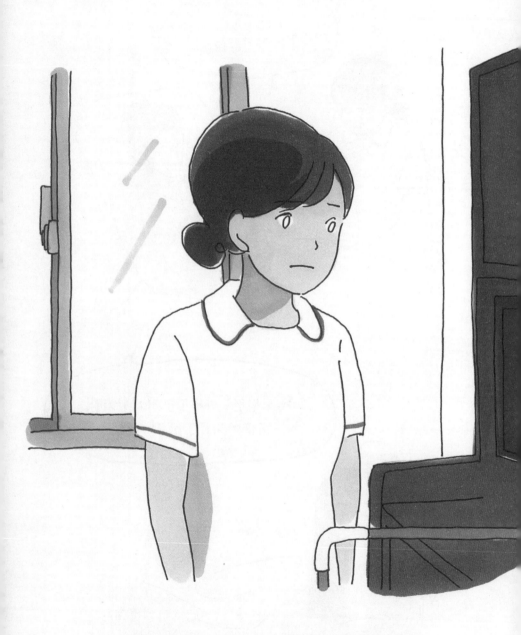

말이 나오지 않았다.

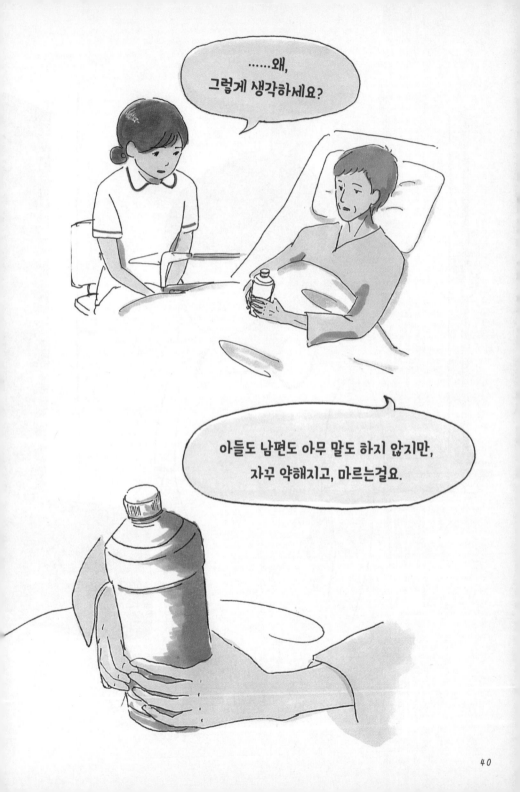

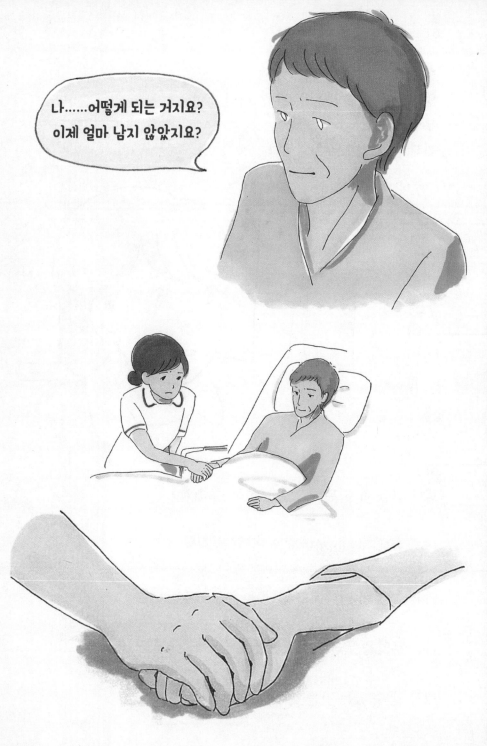

할 말을 찾지 못한 채
엉겁결에 잡고 있었던 오이시씨의 손이,
부어 있었고,
깜짝 놀랄 정도로 차가웠다.

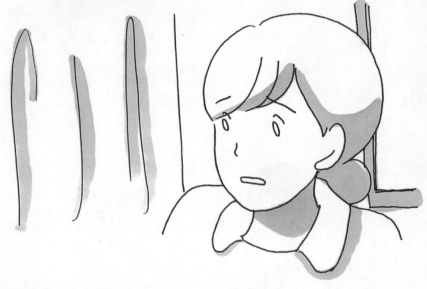

요즈음은
밤에 잠을 자지 못할 정도로 힘이 드시다고.

이제 한계구나 느끼면서,
아무 것도 모른 채
마음 둘 곳이 어디에도 없다고.

나는 무엇을 두려워하고 있었던 것일까.

내가 할 수 있는 것을 찾아야 할텐데.

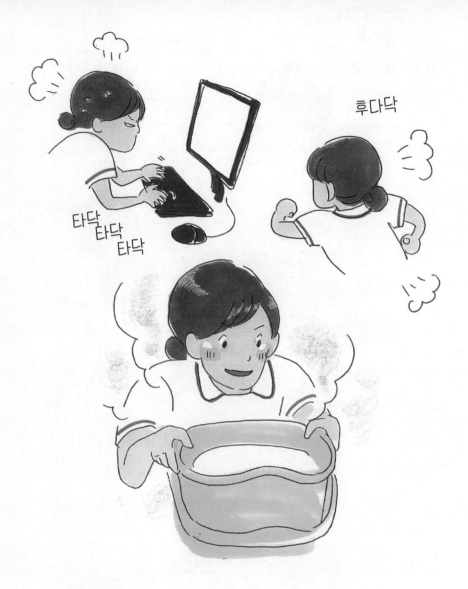

간호사실로 돌아 온 나는
서둘러 기록을 마치고,
검사도 우선은 대기 상태로 했다.

시간을 만들었다.

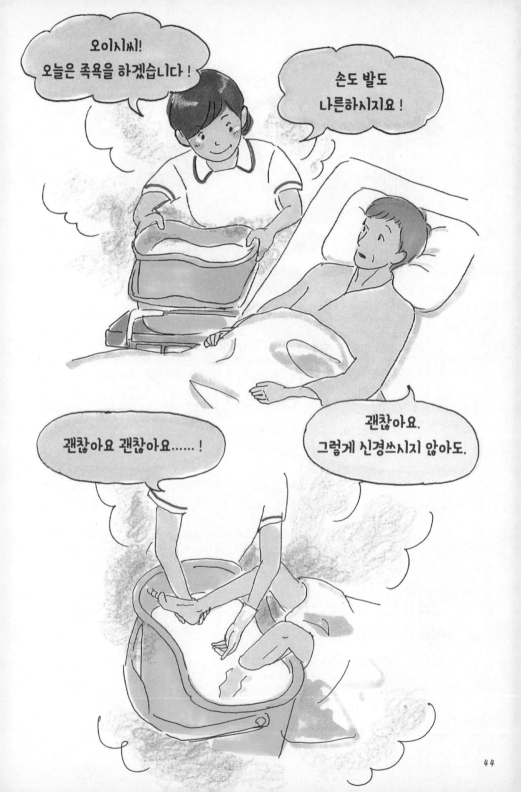

뜨거운 물이 담긴 세면기를 내밀고,
꺼려하는 오이시씨의 발을 가만히 넣었다.
그러자, 어느 새 오이시씨의 얼굴이
편안해지는 것을 느낄 수 있었다.

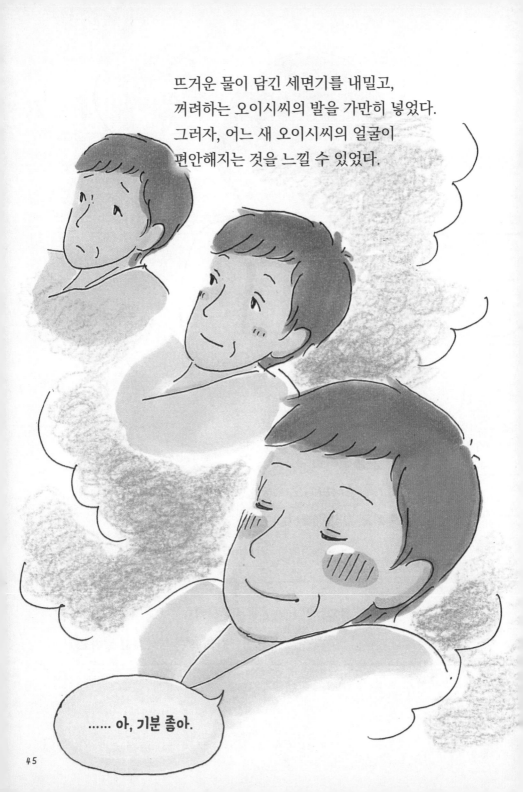

...... 아, 기분 좋아.

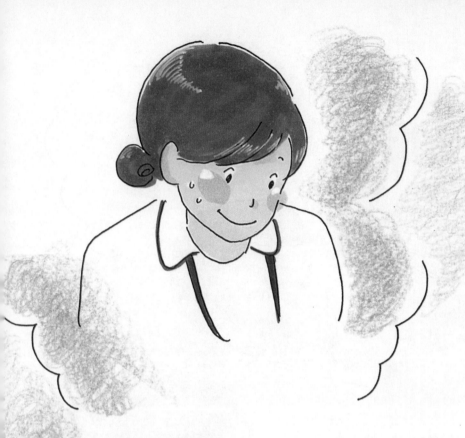

"혹시 온천, 좋아하세요?"

"좋아하지요. 시골은 온천이 정말 많아요"

"그렇지요. 고향은 어디세요?"

"가고시마(鹿児島)에요"

"큐우슈우(九州), 좋은 곳이지요."

"멋진 곳이지요. 얼른 돌아가고 싶어요"

"젊은 시절 도쿄로 왔어요.
거의 고향에 가보지 못했지요.
불효를 하고 산 셈이지요.
제멋대로인 막내딸이었어요.
20살에 집을 뛰쳐나와서 돌아가지 않았어요……
얼마 전까지는 이런 생각 하지도 못했는데."

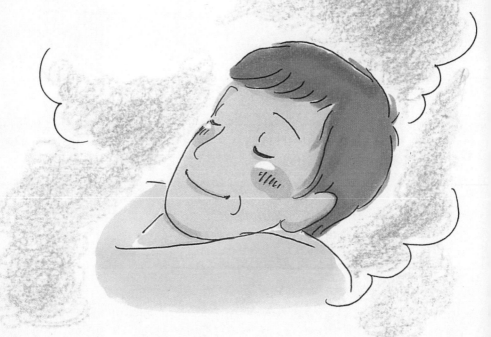

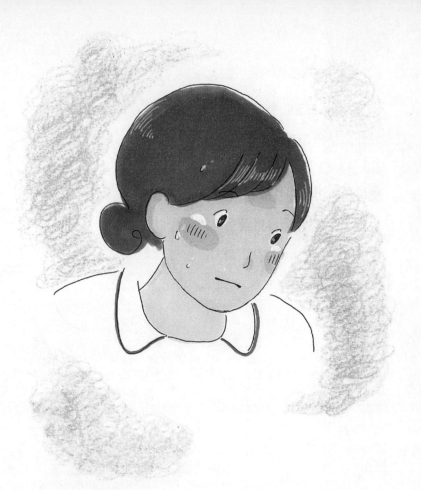

나는 오이시씨에게 들은
'돌아가고 싶다'는 한 마디가
머리에서 떠나지 않았다.

돌아가고 싶다면,
돌아갈 수 있다면
가고시마를 보여 드리고 싶었다.

하지만, 어떻게 ?

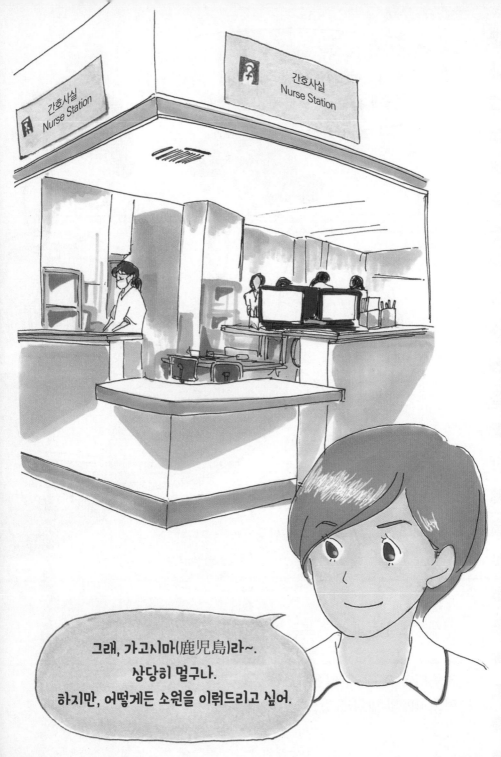

그래, 가고시마(鹿児島)라~.
상당히 멀구나.
하지만, 어떻게든 소원을 이뤄드리고 싶어.

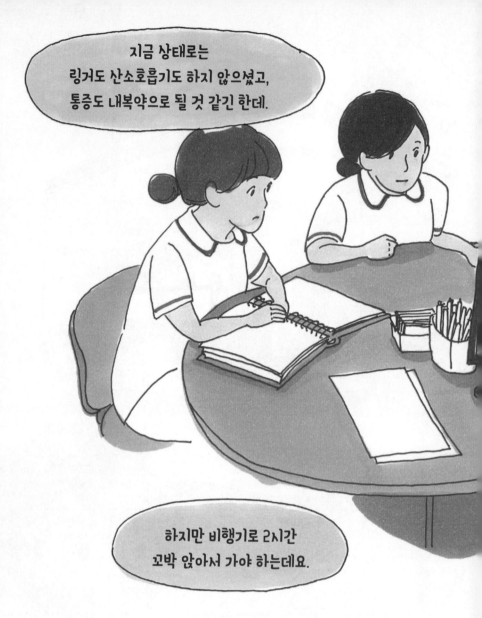

선생님께서는 몇 주 정도는 시간이 있다고 하셨다.

가족이 함께 갈 수 있을까?
가고시마의 병원과 협조할 수 있을까?

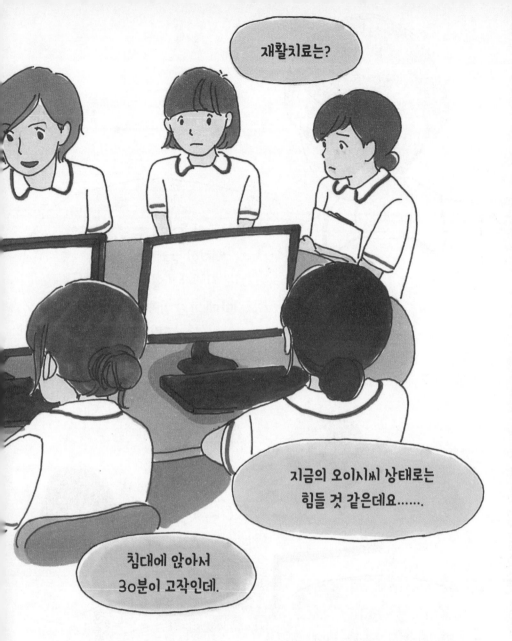

이러쿵저러쿵 의논을 거듭한 끝에,
가려면 전신상태가 악화되지 않은
지금이 낫다는 결론에 이르렀다.

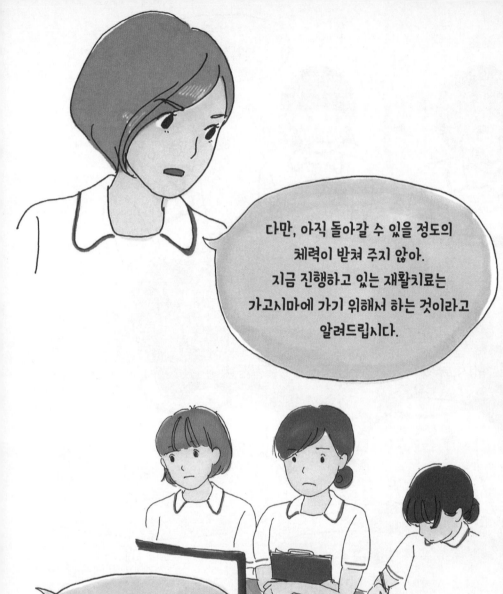

다만, 아직 돌아갈 수 있을 정도의
체력이 받쳐 주지 않아.
지금 진행하고 있는 재활치료는
가고시마에 가기 위해서 하는 것이라고
알려드립시다.

그것이
오이시씨가 살 수 있는 희망으로
연결되기를 기원하면서.

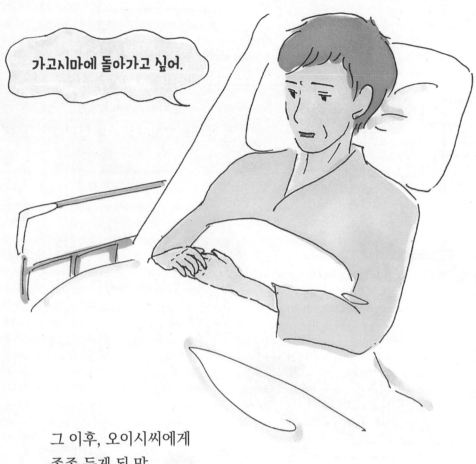

가고시마에 돌아가고 싶어.

그 이후, 오이시씨에게
종종 듣게 된 말.

아들도 아쉬운 대로
가고시마의 명물 '카루칸(제과류)'을
사가지고 왔지만,
드시지 못하는 것 같았다.
식욕도 저하되어 있었다.

하지만, 우리들은 포기할 수 없었다.

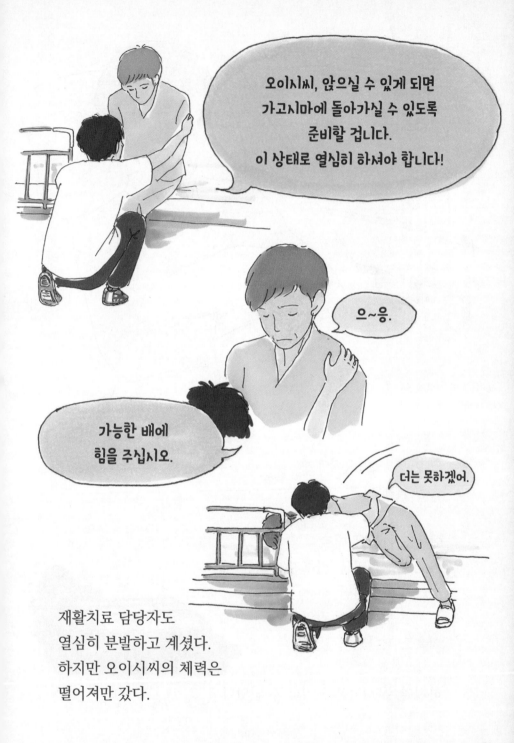

오이시씨, 앉으실 수 있게 되면 가고시마에 돌아가실 수 있도록 준비할 겁니다. 이 상태로 열심히 하셔야 합니다!

으~응.

가능한 배에 힘을 주십시오.

더는 못하겠어.

재활치료 담당자도
열심히 분발하고 계셨다.
하지만 오이시씨의 체력은
떨어져만 갔다.

그 후,
재활치료를 받는 모습을 지켜보던 아들이

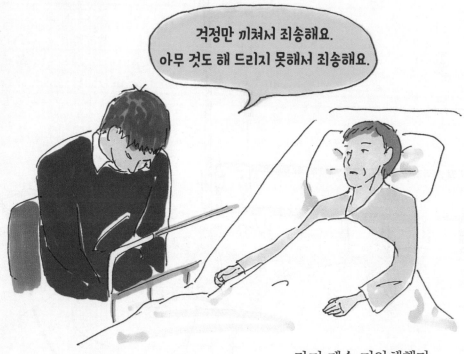

걱정만 끼쳐서 죄송해요.
아무 것도 해 드리지 못해서 죄송해요.

라며 계속 미안해했다.

점점 움직일 수 있는 부분이 적어지고
반응이 둔해진 어머니 앞에서
어찌해야 좋을지 모르는 것 같았다.

나는 그 모습을 보고,
다시 무력감에 시달리게 되었다.

어찌 해야 좋을까?

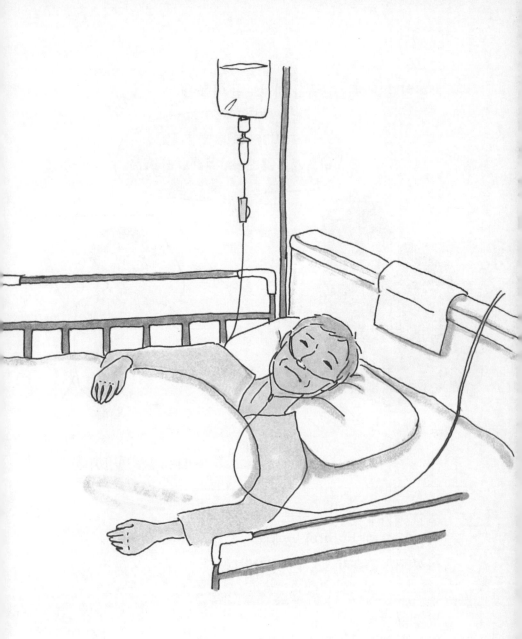

며칠 후,
오이시씨의 링거를 교환하러
병실로 갔다.

오이시씨는
멍하니 천정을 바라보고 있었다.
환자가 하루하루 쇠약해져 가는 것을
이렇게 눈앞에서 보는 것은 처음이었다.

…… 이제, 얼마 남지 않은 것인가.

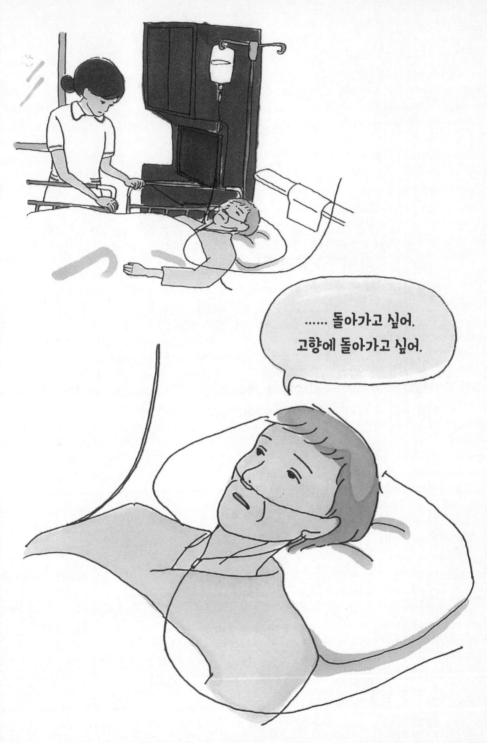

…… 돌아가고 싶어.
고향에 돌아가고 싶어.

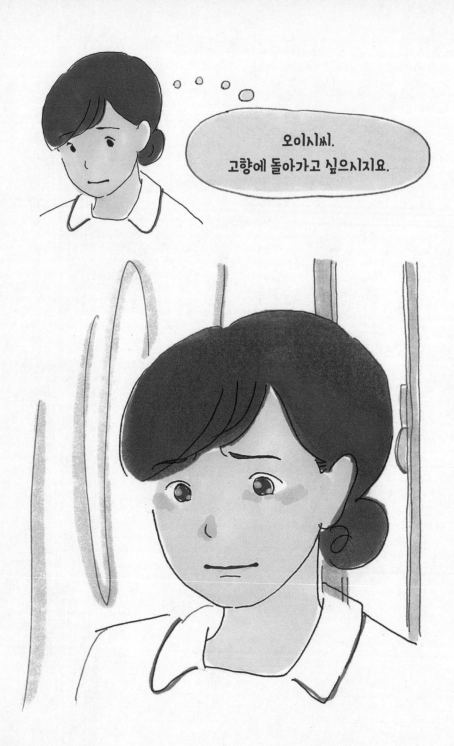

어쩜 이렇게
할 수 있는 게 아무 것도 없단 말인가.

마음 둘 곳을 찾고 있는 오이시씨에게
나는 아무것도 해 드릴 것이 없다.

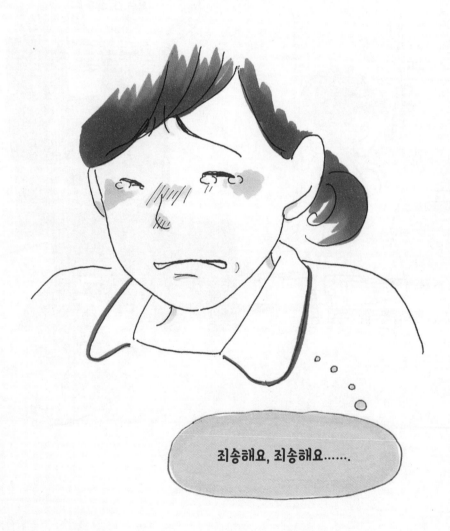

죄송해요, 죄송해요…….

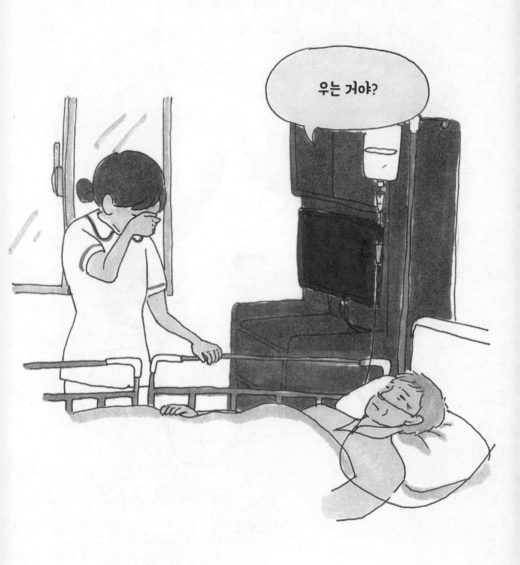

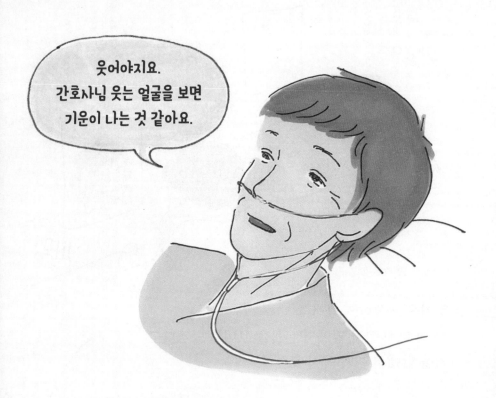

웃어야지요.
간호사님 웃는 얼굴을 보면
기운이 나는 것 같아요.

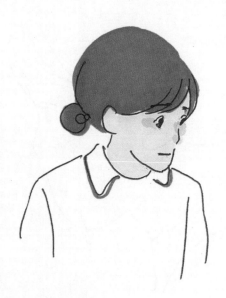

나도 모르는 사이에
울고 있다가,
오이시씨의 목소리에
번쩍 제정신이 들었다.

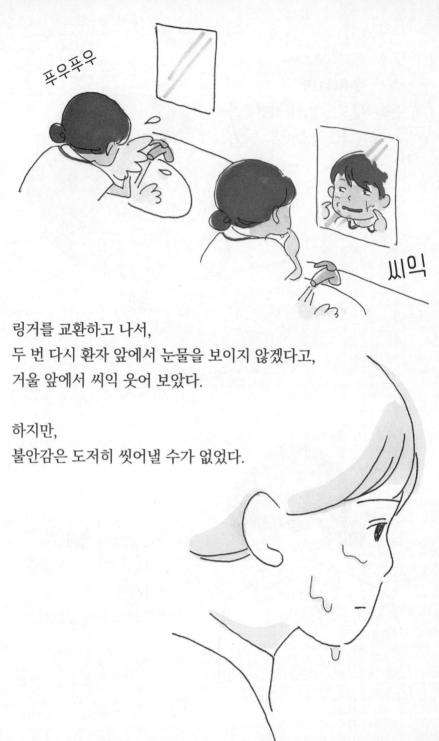

푸우푸우

씨익

링거를 교환하고 나서,
두 번 다시 환자 앞에서 눈물을 보이지 않겠다고,
거울 앞에서 씨익 웃어 보았다.

하지만,
불안감은 도저히 씻어낼 수가 없었다.

그 날까지는 아무 것도 할 수 없단 말인가.

사람이 죽는다는 것은…… 어떤 것일까?
호흡수가 줄어든다? 심장이 멎는다? 갑자기 멈춘다?

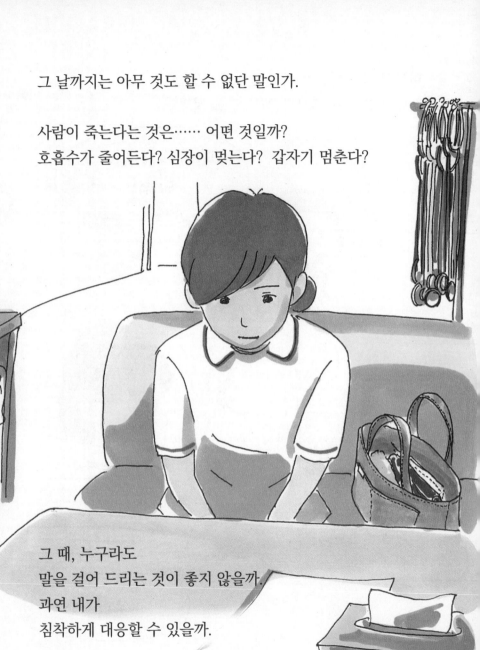

그 때, 누구라도
말을 걸어 드리는 것이 좋지 않을까.
과연 내가
침착하게 대응할 수 있을까.

내가 근무하는 날에 돌아가시게 되면……
어쩌지.

너무 비장한 얼굴을 하고 있었던 탓일까.
선배가 슬쩍 내 옆으로 와서, 말을 걸었다.

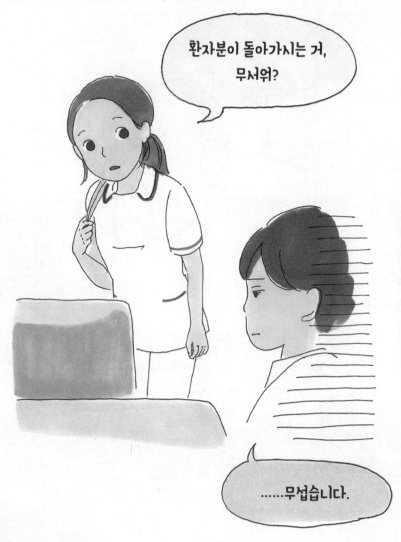

솔직한 심정이었다.
분명히 그 때, 내 자신이 어떤 기분이 들지 상상할 수 없으니까.

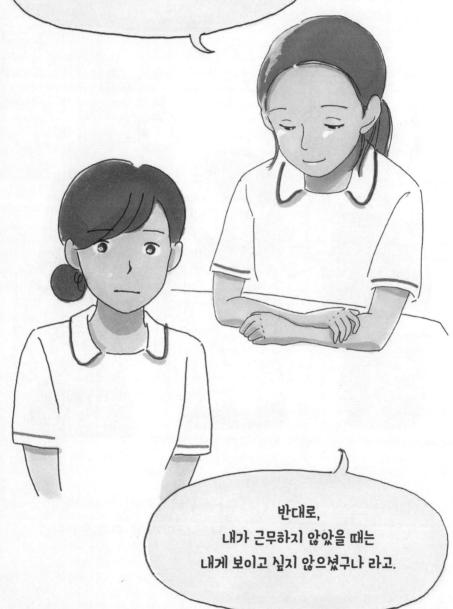

나보다 훨씬
오래 이곳에서 근무했던 선배의 이 한 마디는
그 어떤 말보다도
나를 납득시키기에 충분했다.

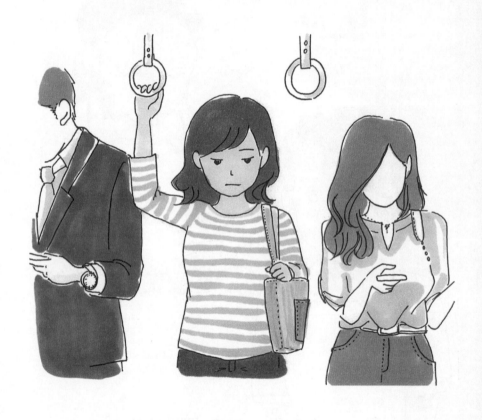

'나를 선택해 주셨다'······라고.
나도 그렇게 될 수 있으려나.

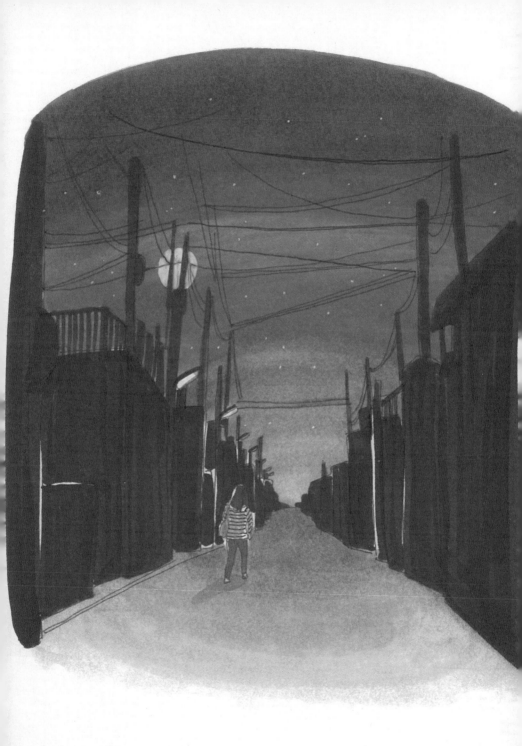

다음 날, 내가 출근하자,
오이시씨는 이미 계시지 않았다.
가족들이 지켜보는 중에
순식간의 일이었다고 한다.
괴로움도 그다지 없으셨다고 한다.

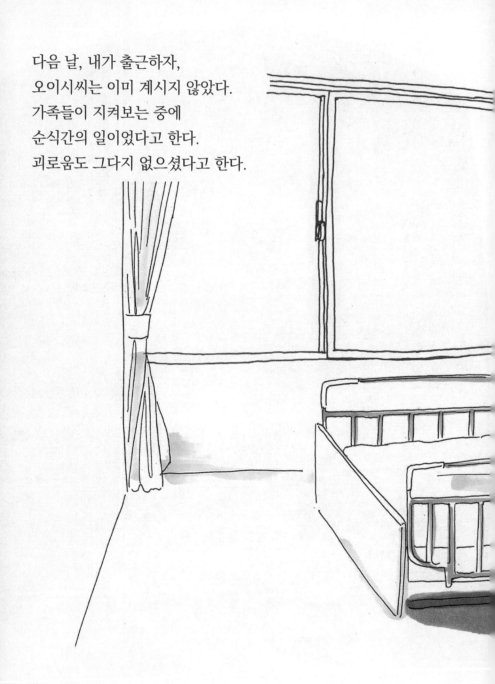

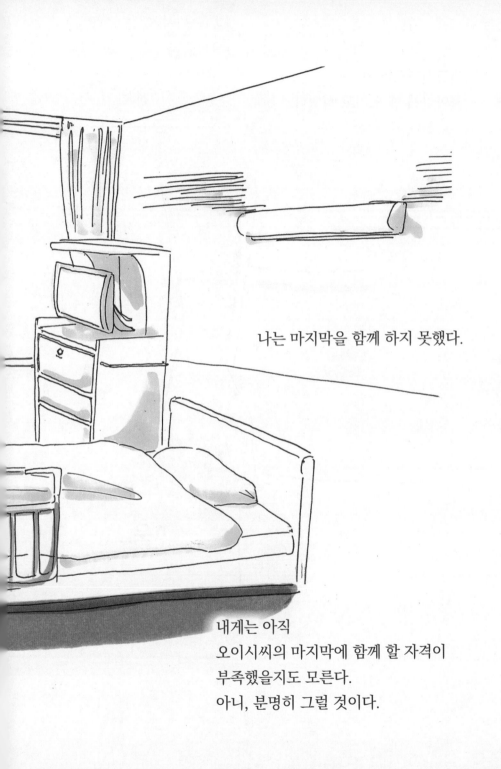

나는 마지막을 함께 하지 못했다.

내게는 아직
오이시씨의 마지막에 함께 할 자격이
부족했을지도 모른다.
아니, 분명히 그럴 것이다.

가고시마로
돌아가게 해 드리고 싶었다.

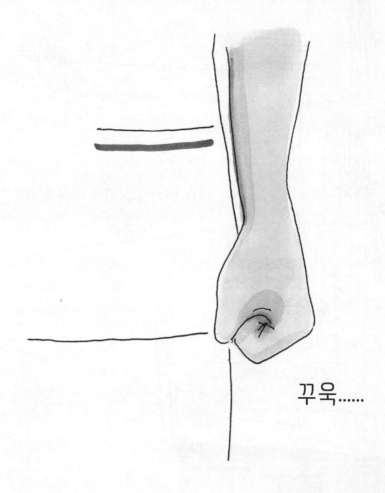

꾸욱……

체력도 떨어지고,
어쩔 수 없었던 것일까.
좀 더 빨리 계획을 세웠더라면,
갈 수 있었으려나…….

족욕도
더 할 수 있었을텐데.

뭔가 분명히
뭔가 분명히 할 수 있었던 게 있었던 건 아닐까?

이 세계에서
나는 무엇을 할 수 있을까.

환자 앞에서 우는 것은 프로로서 실격인가

괴로운 장면이나 누군가 돌아가셨을 때조차도, 침대 맡이나 간호사실에서 우는 간호사가 거의 없습니다. 틀림없이, 사적 감정을 이입시키는 것은 프로로서 실격이라든가, 간호사는 어떠한 경우라도 최선을 다하는 자신 있는 모습을 취해야 하며, 우는 모습을 보이면 환자나 가족이 불안해하는 '직업이니까' 라는 생각이 대부분일 것입니다. 하지만, 정말 그럴까 하는 신입이지만 어딘지 개운치 않은 기분이 드는 것도 사실이었습니다.

그런데 어느 선배가 '나도 환자와 함께 엉엉 울었던 적이 있어. 그 환자는 어디에도 약한 소리를 할 수가 없어서, 계속 참고 있었던 것 같아. "울고 났더니 기분이 조금 후련하네요"하는 소리에, 울기를 잘했다고 생각했어'라고 했던 적이 있습니다. 본인은 이렇게 생각한다! 라고 강한 자부심을 가지고 있던 선배가 너무 멋있다고 생각했고, 그 때 비로소 제대로 납득할 수 있게 되었습니다.

물론 환자에 따라서는, 불안해하거나, 미덥지 못하다고 생각하니 경솔하게 눈물을 흘리지 말라! 고 생각하는 사람도 있겠지요. 하지만, 힘든 투병을 함께 하면서, 어느 날 문득 공감하며 함께 울 수 있는 것이야말로, 간호사와 환자라는 관계를 넘어서, 사람으로서의 관계가 돈독해지는 증거가 아닐까 생각합니다.

Episode 3

타네다(種田)선생님이
깨우쳐 준 가르침

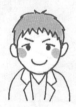

여전히 현장은 진행형.

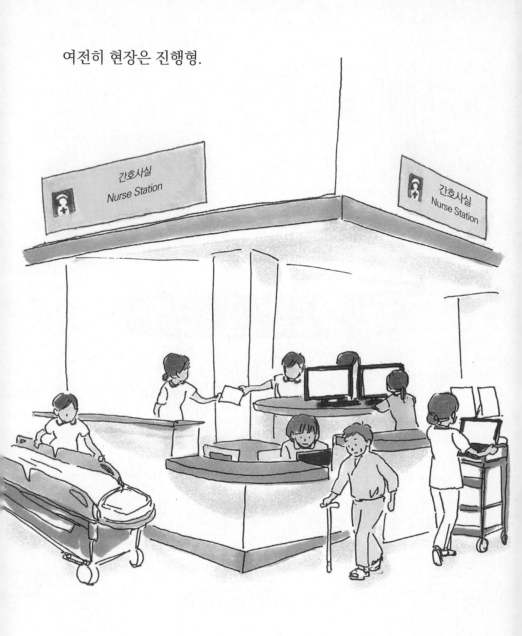

눈이 어지러울 정도로 빠르게 지나간다.

친숙해진 환자부터
처음 얼굴을 마주하는 환자까지,
여러 사람들에게
다양한 형태로 간호하는 매일.

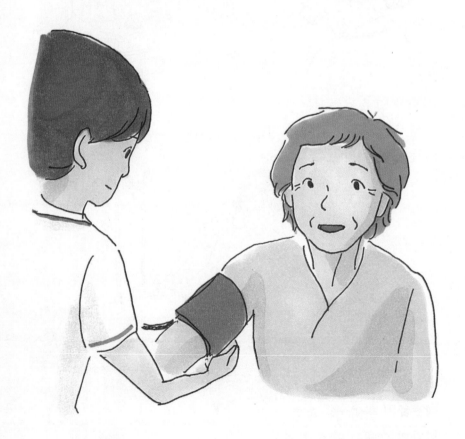

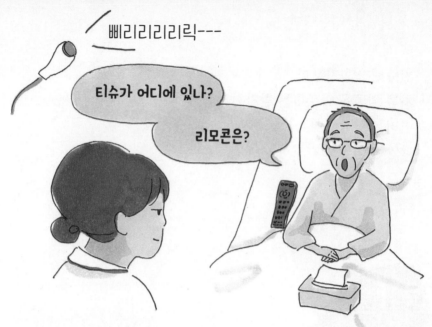

사소한 일로 호출되는
간호사 호출은 변함이 없지만,
그 뿐만 아니라

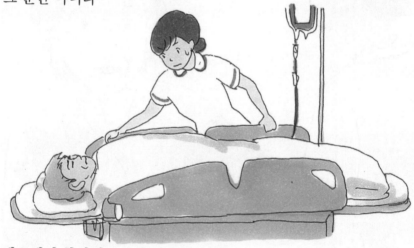

엑스레이 촬영에도 호출되고,
환자의 상태에 맞추어 흡인도 한다.
화장실 가는 것을 도와주고, 수술한 사람의 전신 관리도 한다.

학생시절에 상상했던 것보다
100배정도는 바쁘다고 해야 하나.
게다가 쓸데없이……보기 싫은 것만 눈에 띄게 된다.

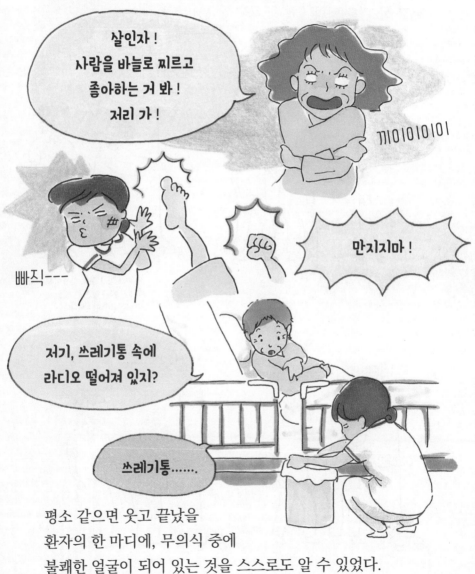

평소 같으면 웃고 끝났을
환자의 한 마디에, 무의식 중에
불쾌한 얼굴이 되어 있는 것을 스스로도 알 수 있었다.

병원에서 일어나는 여러 가지 소용돌이 속에 둘러싸여서,
생각처럼 일이 진행되지 않는다…….
자신의 예정과 예측대로 하루가 지나가는 일 따위는
결코 한 번도 없다.

터벅터벅터벅터벅 ……

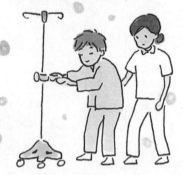

멈칫 ……

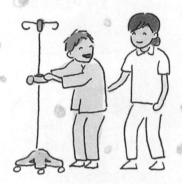

언제나 식사 전에 화장실에 가요.
특별히 가고 싶은 건
아닌데 버릇이 돼서요.

터벅터벅터벅터벅 ……

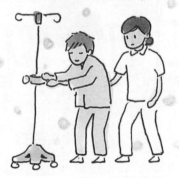

멈칫 ……

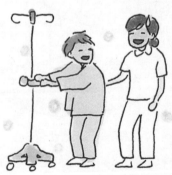

그건 그렇고 간호사님
키가 크네요~ !

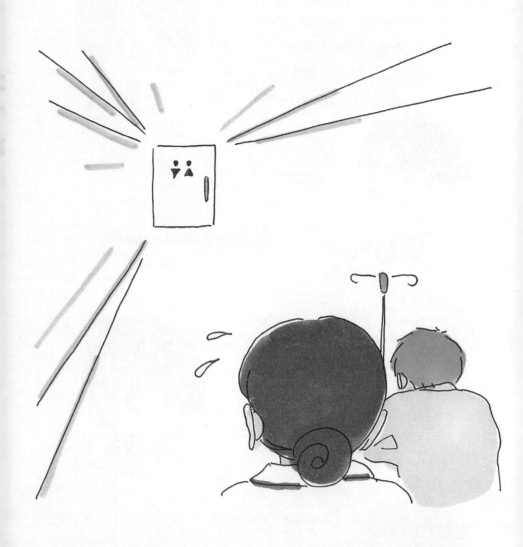

아아, 오늘도 화장실에 따라 가는데
이제 몇 분이나 걸릴려나?
화장실이 이렇게나 멀었던가!?

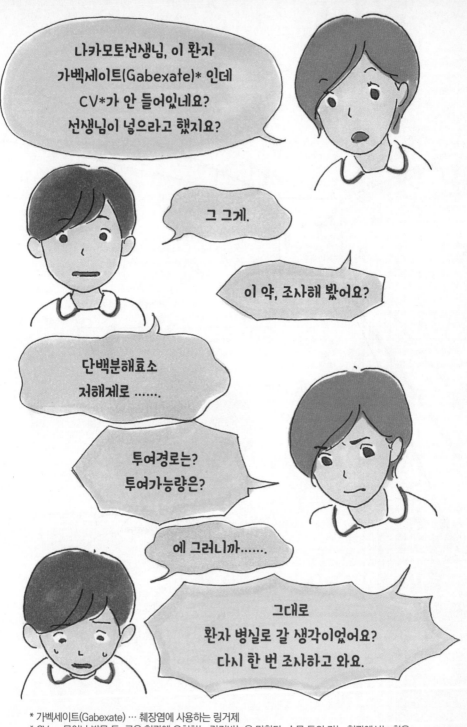

* 가벡세이트(Gabexate) … 췌장염에 사용하는 링거제
* CV … 목이나 발목 등, 굵은 혈관에 유치하는 링거바늘을 말한다. 손목 등의 가는 혈관에서는 참을
  수 없는 강한 약을 사용할 때에 필요하다(이 가벡세이트도 그런 경우이다!).

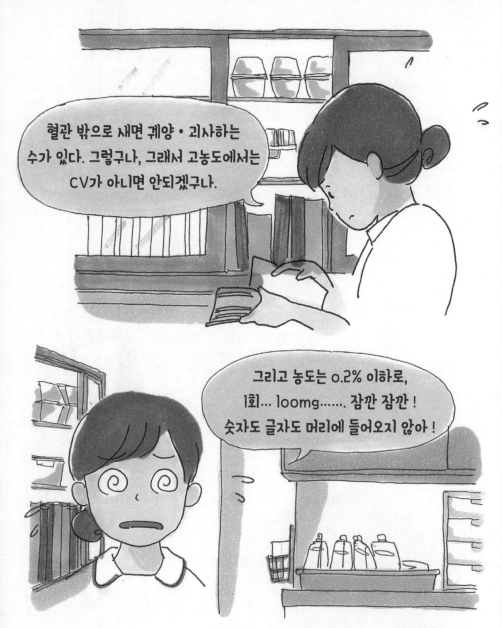

서둘러 텍스트를 대강 훑어보았지만,
공부 스피드는 현장의 스피드를
도저히 따라가지 못한다.

환자 자신의 시간과 내 자신의 작업시간, 공부시간,
전부 시간감각이 너무 달라서,
머릿속이 뒤죽박죽이 되어 간다.

그러는 사이에
바로 또 소리가 들린다.

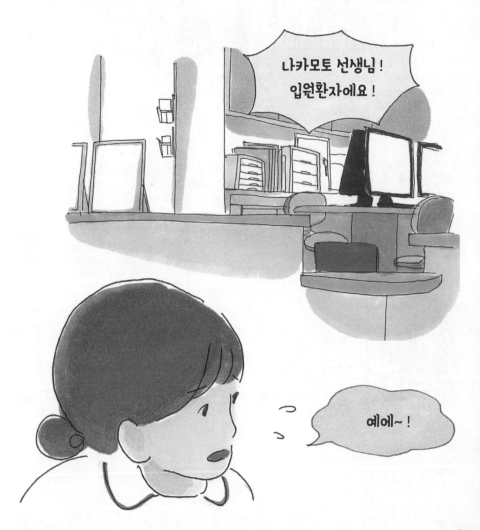

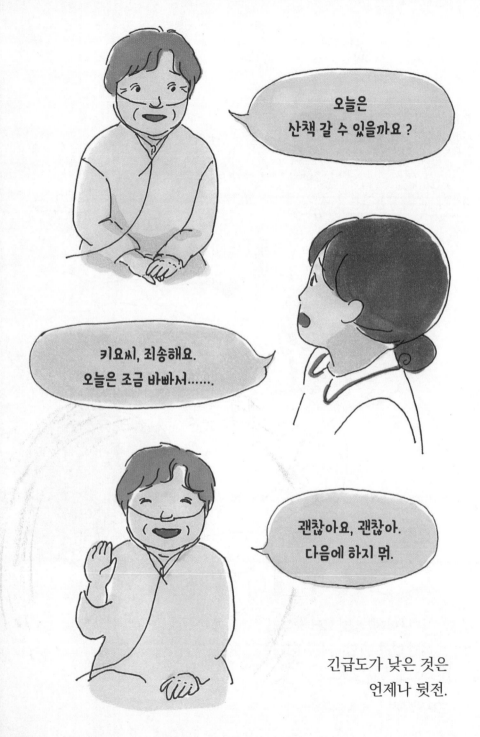

긴급도가 낮은 것은
언제나 뒷전.

삐익   삐익

SpO₂
67%

나카모토 선생님!
오바(大庭)님 SpO₂*가
67까지 내려갔어요!
가래, 마지막으로 흡인한 게 언제에요!?

2시간 전 입니다.......

그 사이에 한 번 보러 왔다면
이런 일이 안 일어나잖아요!?

* SpO₂ ··· 혈액 속의 산소농도를 말한다. 통상 수치는 98~100%

내게는 반론의 여지가
눈곱만큼도 없었다.

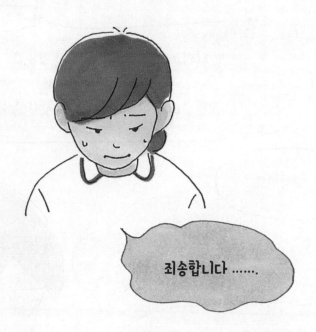

죄송합니다 ....

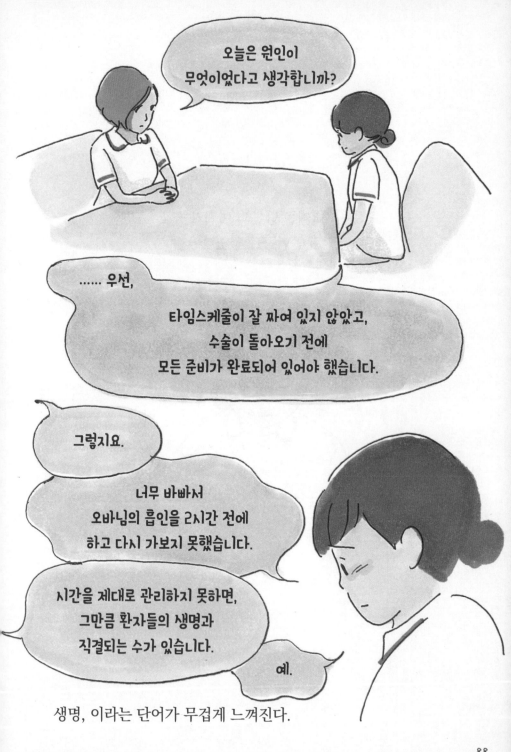

생명, 이라는 단어가 무겁게 느껴진다.

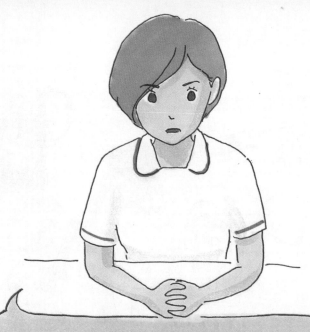

다음은 가벡세이트(Gabexate)에 관해서입니다.
사용해 본 적이 없는 약은 약효, 부작용은 물론이고, 언제 투여하는지,
몇 분 걸리는지. 투여방법과 기준치까지 자세히 알아둬야 합니다.

사람에 따라서는 죽는 수도 있습니다.

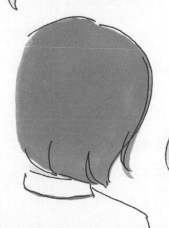

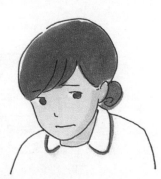

"심각한 사태가 일어나지 않아서 다행"
이라고 끝날 일이 아닙니다.

무능한 나는 언젠가,
사람을 죽일 수도 있겠구나.

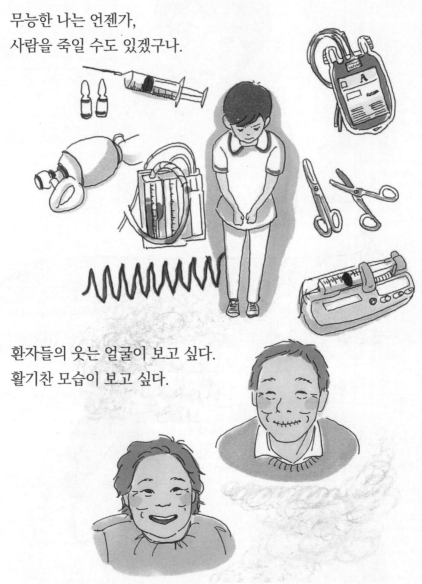

환자들의 웃는 얼굴이 보고 싶다.
활기찬 모습이 보고 싶다.

그런 순간을 끄집어 낼 수 있는
유능한 간호사가 되고 싶었는데, 전혀 아니었다.
오늘 나는 몇 초동안이나 환자들의 얼굴을 제대로 보았을까.

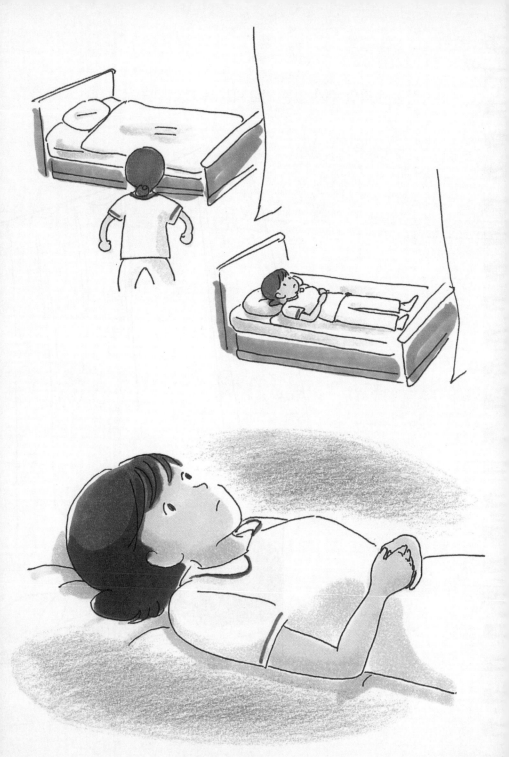

혼자서는 움직일 수가 없는 키요씨는

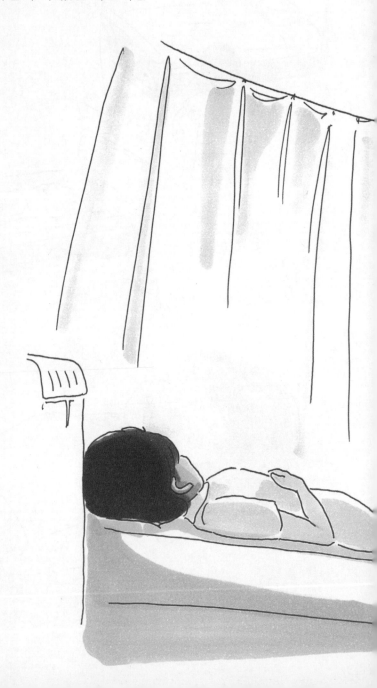

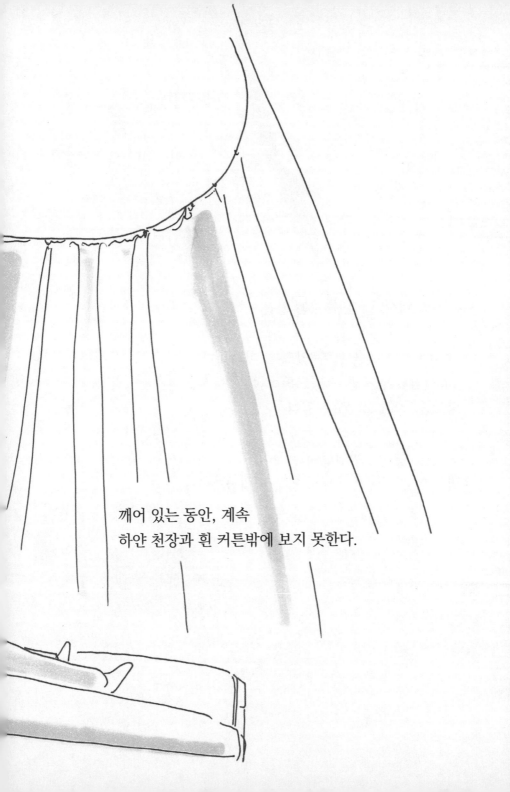

깨어 있는 동안, 계속
하얀 천장과 흰 커튼밖에 보지 못한다.

하지만 역시, 어쩔 수 없는 일인가.

'풍요로운 생활을 할 수 있도록' 이라든가
'그 사람답게 지낼 수 있도록' 라든가 등은
탁상공론이었을지도 모른다.

현실을, 한계를 받아들이는 것이
필시 이 사회에서 제대로 일하는 것일까…….

꾸욱 ……

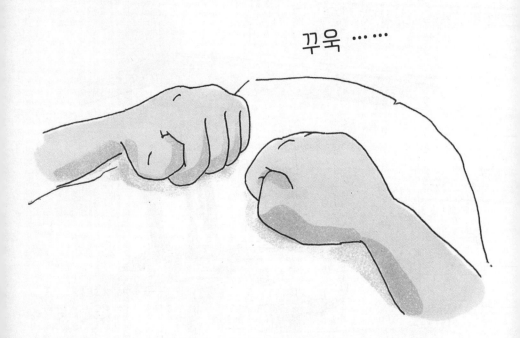

그 후, 나는 안타까운 심정을 안은 채
남아 있던 사무작업을 정리하고 있었다.
이제 곧 소등시간이구나…….

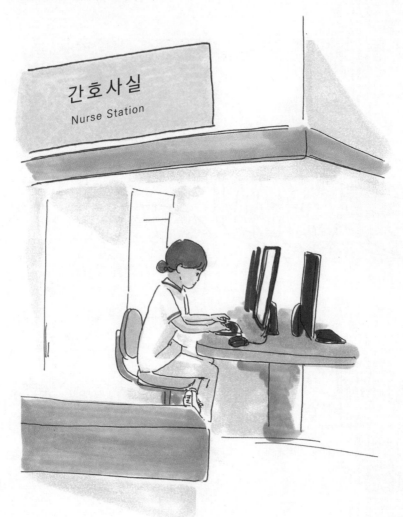

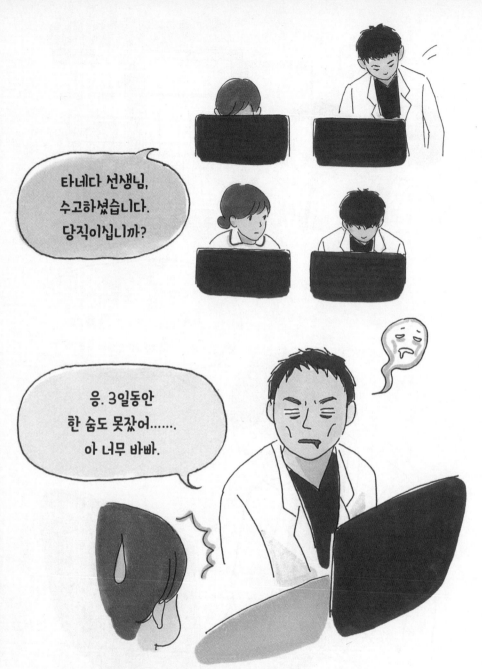

터프한 이미지의 타네다 선생님이
이 날은 생기가 없이, 상당히 지치신 것 같았다.

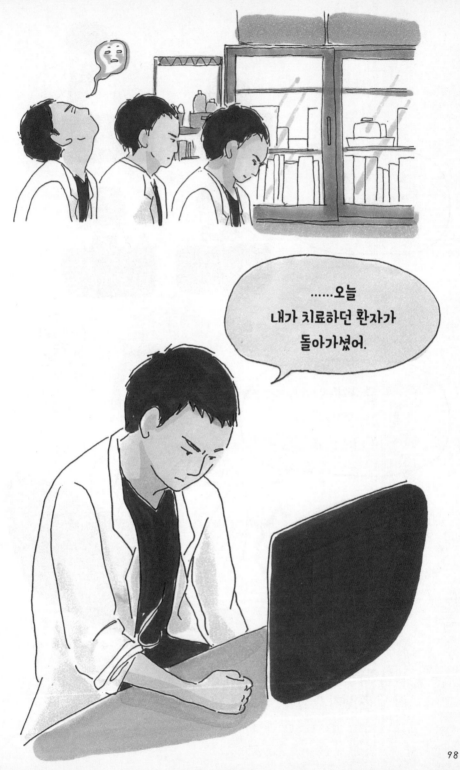

......오늘
내가 치료하던 환자가
돌아가셨어.

타네다 선생님은 띄엄띄엄 이야기를 시작했다.

전날 간질성 폐렴*으로
구급이송되어 온 사람이었어.

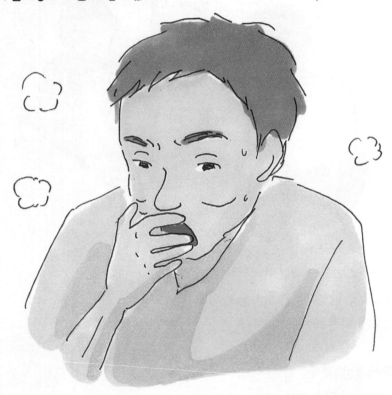

스테로이드 링거로도 회복이 되지 않으니,
이제 링거도 한계구나.

*간질성 폐렴 … 감염 등이 아니라 어떤 원인에 의해 폐가 딱딱해지는 폐렴을 말한다. 급성간질성폐렴
은 특정질환으로, 아직 효과적인 치료법이 없는 병으로 지정되어 있다.

다음으로 할 수 있는 것은
호흡기를 착용하는 거밖에 없었어.
가족과 상담해서
그렇게 하기로 했어.

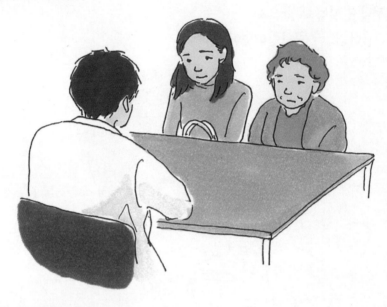

호흡기의 튜브를 연결하면
스트레스로 난폭해지는 환자도 있어서
진정제를 사용해야 해.

물론 가족과 얘기도 할 수 없어.
그리고 한번 착용하면
어느 정도 회복되지 않는 한 뗄 수가 없어.

......가족도 고심 끝에 내린 결정이었으리라.

하지만 호흡기를 착용해도
상태가 나아지지 않았어.

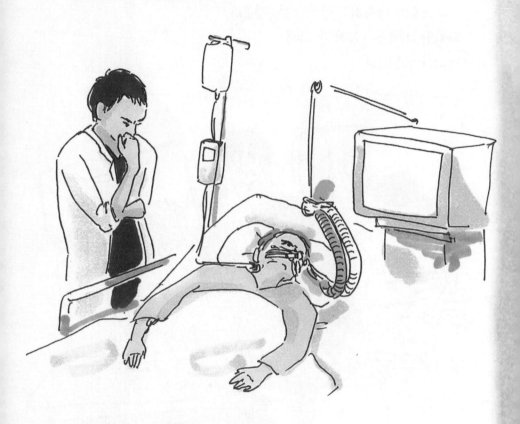

언제 급변해도 이상하지 않을 정도의 상태라서
문병하러 온 가족들에게
마음의 준비를 하라고 할까도 했지만,

오늘 밤을 넘기면 회복될 수도 있다고 생각해서
아무 말도 하지 않았어.

...... 그렇게 생각하고 싶었던 것이었을까.
하지만, 가족들이 돌아 간 뒤에
병세가 급변하여

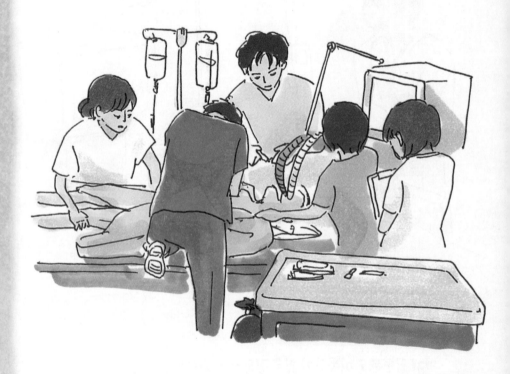

내가 달려갔을 때는 이미 심정지가 되어,
심장마사지를 하고 있었어.

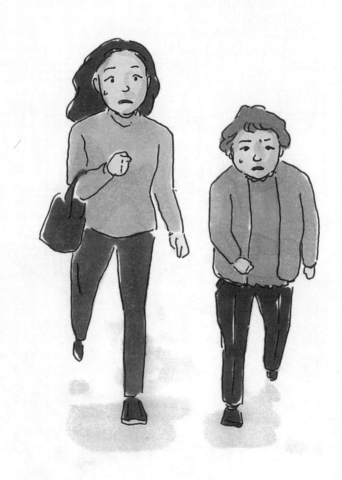

후에 오신 가족들에게
이제 소생할 가망이 없다는 것을 설명하고,
그리고 그 다음……

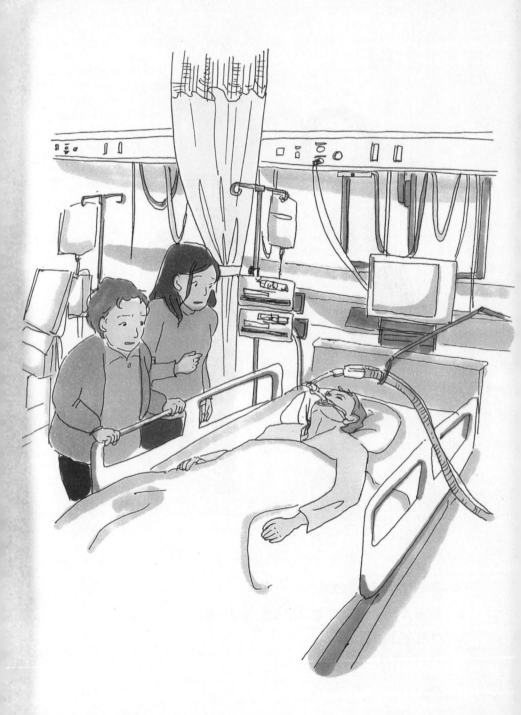

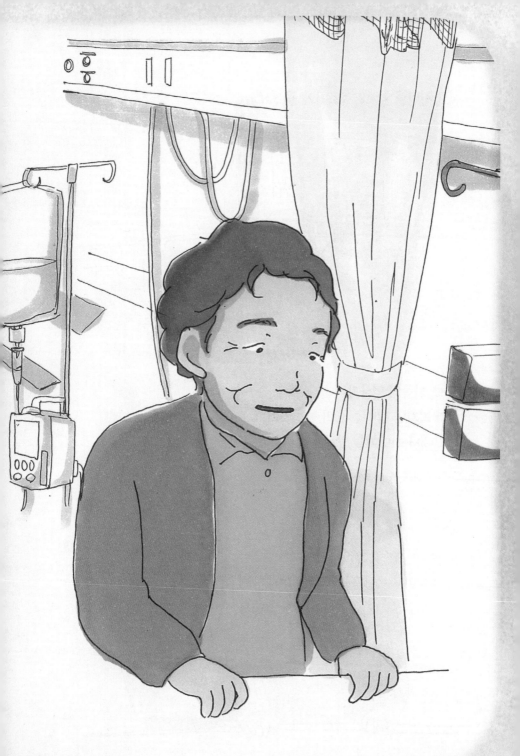

사망진단을 할 때, 목소리가 떨렸어

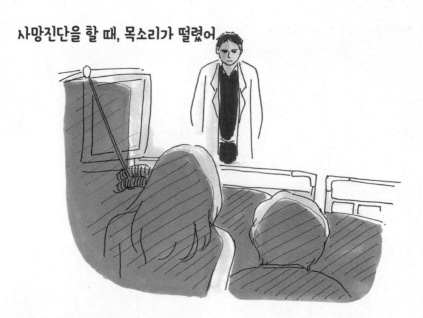

그 때 가족의 얼굴과
울려 퍼지던 심박수 0 의 알람소리가
머리에서 떠나지를 않아.

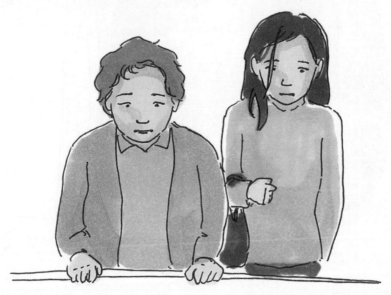

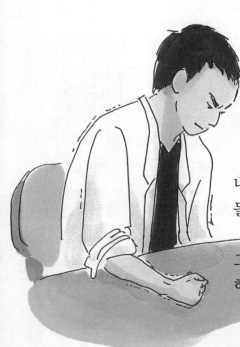

내일이 오지 않는 사람들에 대한
돌이킬 수 없는 후회와 한심스러움.

그 심정을 이해하기에
해드릴 말이 없었다.

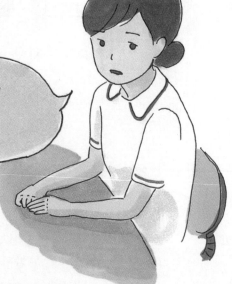

…… 스테로이드도 효과가 없고,
할 수 있는 치료는 다 해봤으니,
어쩔 수 없는 일이지요?

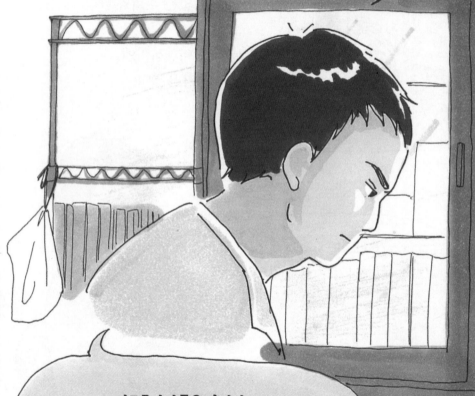

선배는

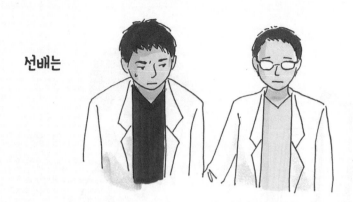

패전에서 배우는 것은 없어.
그러니까 실력을 쌓는 수밖에 없어.

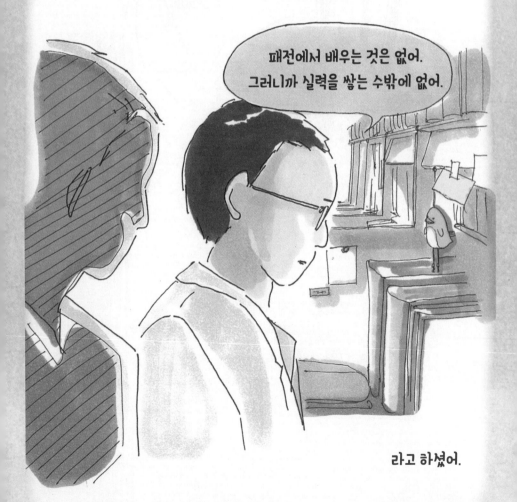

라고 하셨어.

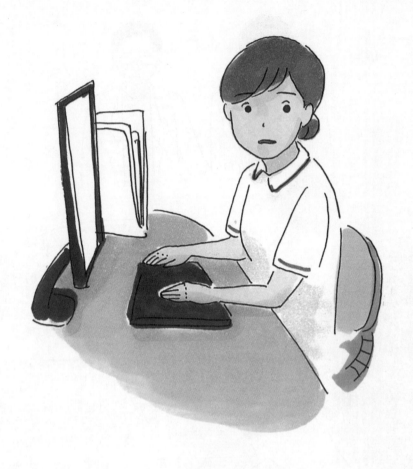

오늘은 이제 되돌릴 수 없다.

그러기에
'실력을 쌓는' 수밖에 없다.

그 때, 선생님의 가슴포켓에서 전화가 울렸다.

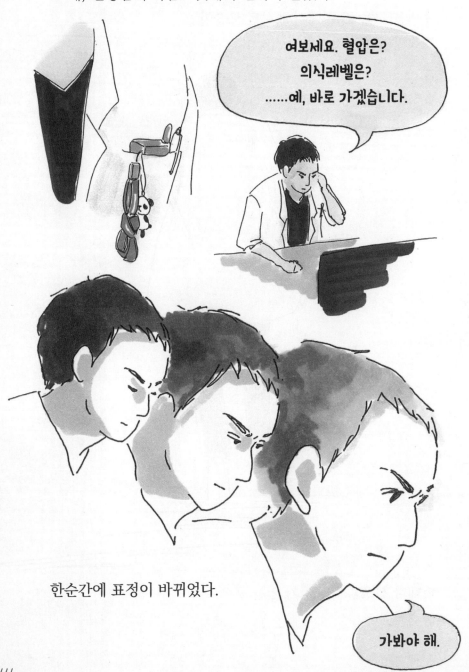

여보세요. 혈압은?
의식레벨은?
⋯⋯예, 바로 가겠습니다.

한순간에 표정이 바뀌었다.

가봐야 해.

조금 전까지
주먹을 꾸욱 쥐고 애석해 하던 모습이
거짓말이었던 것처럼,

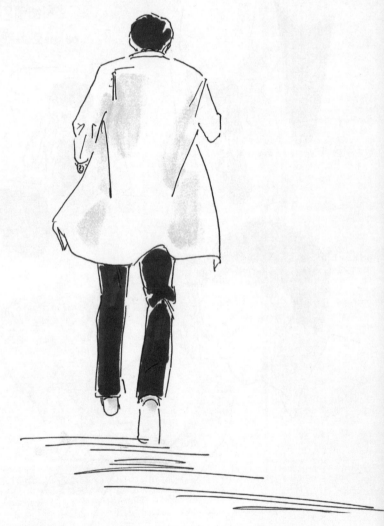

타네다 선생님은 환자가 있는 곳으로
달려가셨다.

모두 후회하면서
앞으로 나아가고 있구나.

한심스러움과 무력감을 느끼고 있는 것은
나 혼자만이 아니었구나.

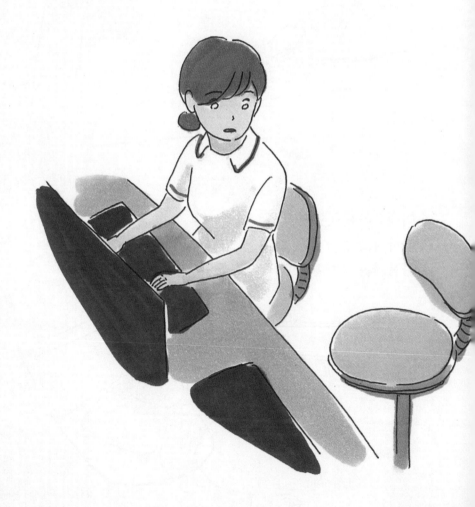

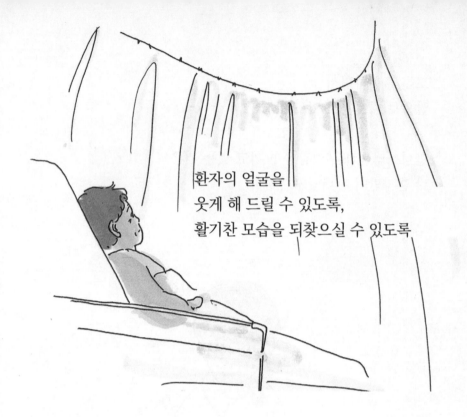

환자의 얼굴을
웃게 해 드릴 수 있도록,
활기찬 모습을 되찾으실 수 있도록

이뤄드리지 못했던
환자의 소원을
다음에는 꼭 이뤄드릴 수 있도록……

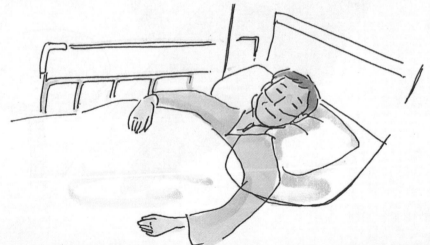

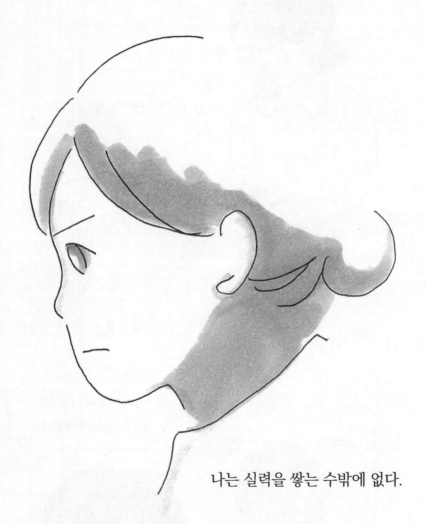

나는 실력을 쌓는 수밖에 없다.

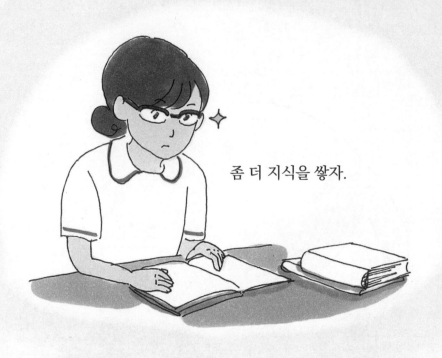

좀 더 지식을 쌓자.

더욱 더 작업능률도 올려야겠다.

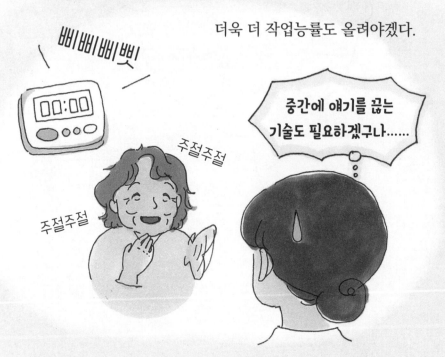

중간에 얘기를 끊는 기술도 필요하겠구나……

삐삐삐삐삣

주절주절

주절주절

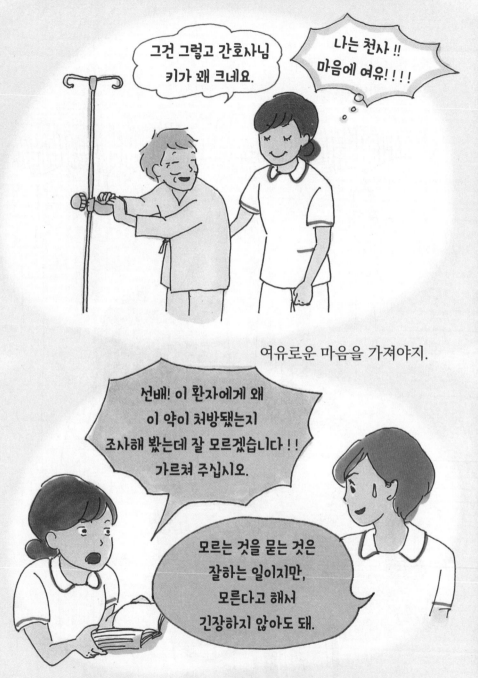

'어쩔 수 없다'고 해서,
포기하면 안된다.

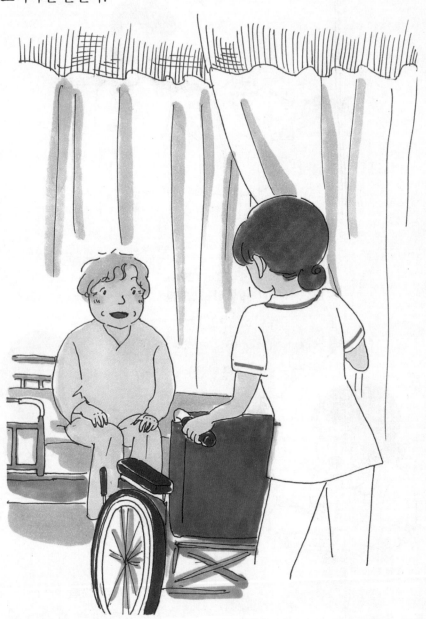

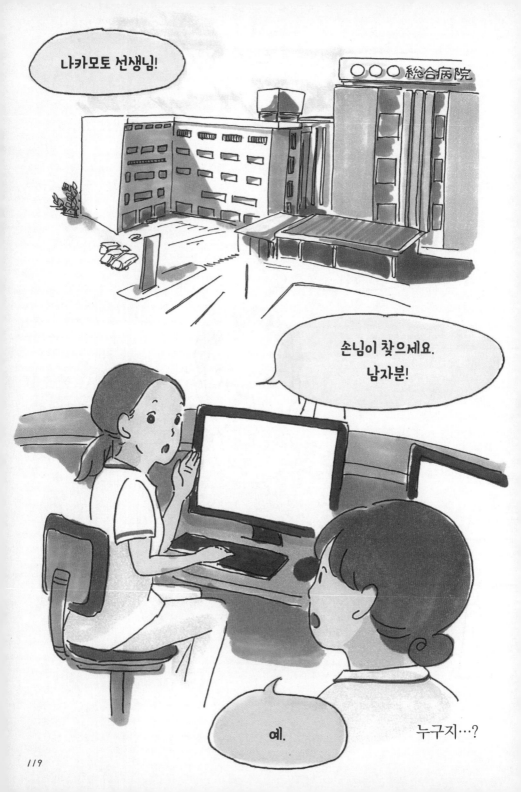

간호사실 앞에 서 있던 사람은
예전의 오이시씨의 아들이었다.

생각지도 못했던 방문객이었다.

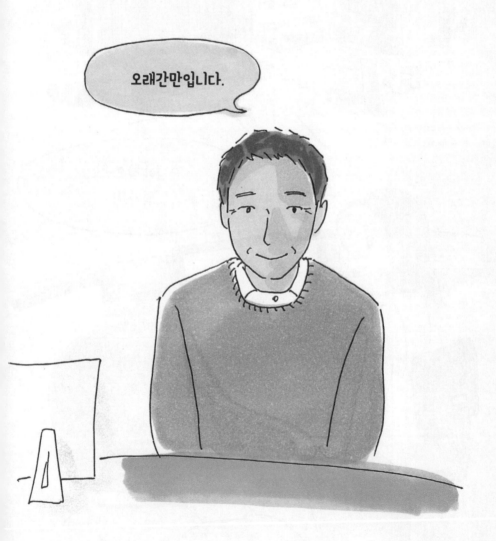

오래간만입니다.

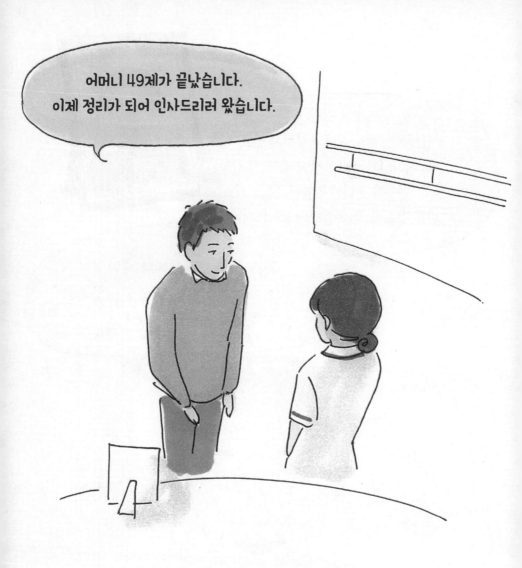

오이시씨와의 추억이 주마등처럼 살아났다.
벌써 49일이 지났구나.

불과 몇 분 동안이었지만,
상당히 시간이 지난 듯한 묘한 기분이 들었다.

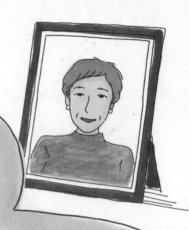

그 당시에는 저도 거의 경황이 없었고,
어머니가 돌아가신 후에도
한동안 견디기 힘들어서
아무 것도 할 수가 없었습니다……

겨우 불단 앞에서
이제부터 힘내자고
두 손 모아 기도했습니다.

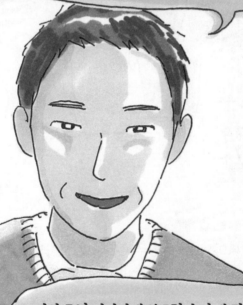

키워 주신 어머니께 부끄럽지 않게 말이지요,
후회 없이 살겠다고
어머니께 맹세했습니다.

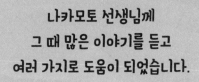

나카모토 선생님께
그 때 많은 이야기를 듣고
여러 가지로 도움이 되었습니다.

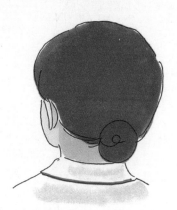

고마웠습니다.

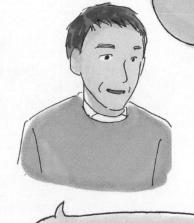

내가……도움이 되었다니?

나는 아무 것도 할 수 없었는데.
아무 것도 한 게 없다고 생각했는데.

꾸벅

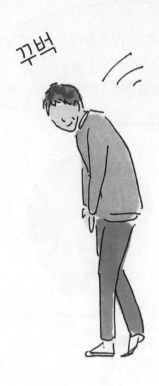

이런 나일지언정
누군가를 조금이나마 도왔던 것이다.

그것은 무력감덩어리였던 내게,
작은 아주 작은 자신감이 되었다.
누군가에게 등이 떠밀리는 심정이었다.

어지럽게 돌아가는 바쁜 현장 속에서,
조금씩 신중하게 쌓아올린 경험은
반드시 좋은 방향으로 자신에게 되돌아온다.

그것이 자신감으로 연결되는 것이다.

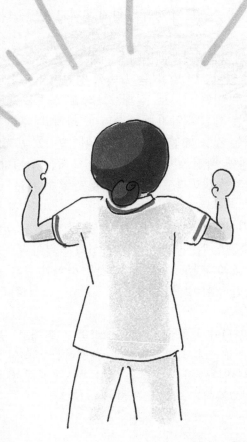

나는 계속 노력할거야.

'그러니까 나도 실력을 쌓는 수밖에 없어'

오늘도 역시 순탄치 않았습니다. '내가 담당하지 않았다면, 이 환자의 하루는 훨씬 좋았을지도 몰라' '선배가 담당했다면, 좀 더 나았을지도 몰라'. 간호사가 막 되었을 무렵, 거듭되는 서투름에 끙끙 고민하느라, 좀처럼 앞으로 나아가지 못했던 제가 있었습니다. '다음에야 말로' 라고 다짐해도 환자들의 오늘은 두 번 다시 돌아오지 않고, 게다가 교대로 일을 해야 하는 현실 사이에서, 내 스스로의 정답을 찾지 못하고 있었습니다.

그 무렵이었습니다. '패전에서 배우는 것은 없어. 실력을 쌓는 수밖에 없어'. 이 말을 듣고 번쩍 정신이 들었습니다. 선생님이 실제로 어떤 의미로 '실패', 그리고 '실력을 쌓는다'고 하셨는지 나는 확실히 알지 못했습니다. 하지만, 후회가 남는 마지막이 되는 것을 패전이라고 한 것이라면, 그 후회에 사로잡혀서 '망상에 빠진 이야기'만 되풀이해서는 안된다고. 지금, 눈앞의 환자를 살리라고 들이대는 것 같았습니다.

'돕고 싶다면 내가 성장하는 수밖에 없어. 돕고 싶다면 울고만 있을 수는 없어. 돕고 싶다면 자신의 능력이 부족함을 한탄하기보다 조금이라도 할 수 있는 것을 찾아야 한다'고, 강렬하게 내몰렸던 경험이었습니다.

추기) 다만 시야가 조금 넓어진 요즈음은 반대로 '멈춰 설 수가 없어서' 조금 두려워졌습니다. 패전이란 무엇인가, 의료의 목표는 무엇인가, 하는 질문을 항상 스스로에게 던지면서, 앞으로 이 간호사라는 일과 마주하려 합니다.

Episode 4

아카리씨가
깨우쳐 준 가르침

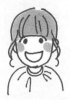

독신의 귀가는 상상이상으로 쓸쓸하다.

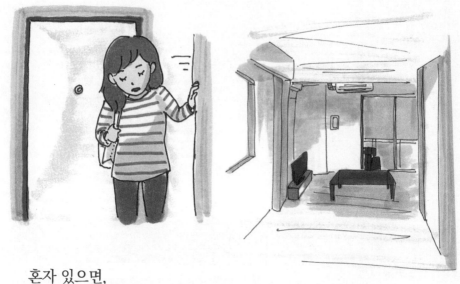

혼자 있으면,
허기가 져도 배가 고프지 않다.

처음에는 열심이었던 자취생활도 점차 시들해지고,
집에 돌아와서도 따뜻한 음식을
먹는 경우가 적어졌다.

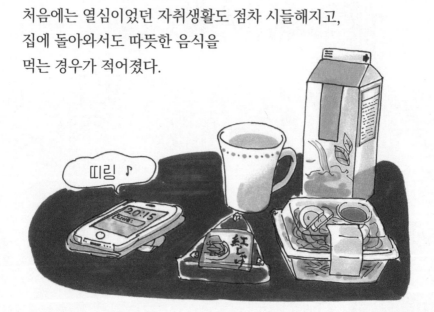

아카리

집에서 밤밥을
보내왔는데 같이 먹을래?

동기인 아카리씨로부터 연락이 왔다.

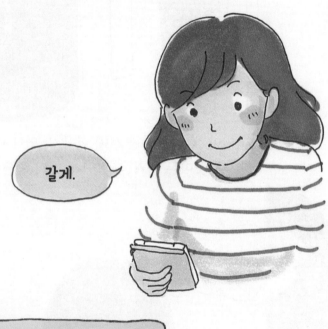

갈게.

 아카리

폰즈(식초의 일종)가 떨어졌어!
가져와--!

아카리씨와는 집이 가까워서,
자주 왕래하며
밥도 함께 먹는다
(조미료도 자주 주고받는다).

아카리씨는 같은 병원의 조산사.

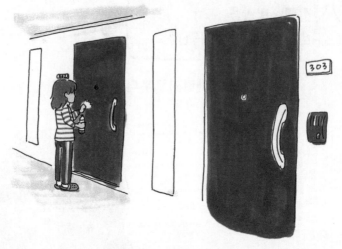

일 이야기, 불합리한 선배 이야기, 연애 이야기……
무엇이든 얘기할 수 있는 나의 좋은 동지이다.

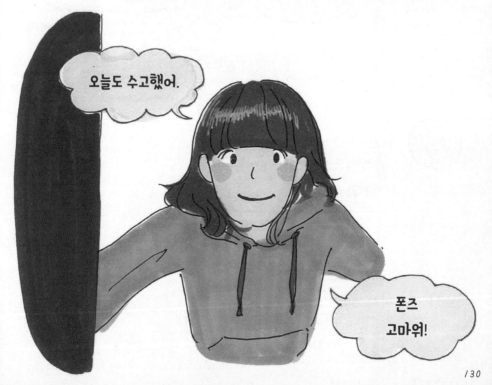

할아버지나 할머니 등 인생의 엔드 스테이지(end stage)와
관련된 일이 많은 나와는 대조적으로,
인생의 스타트 라인(start line)에 입회하는 그녀의 시점은
내게는 새로운 발견이었다.
한편으로는 정 반대라고 생각했지만
서로 통하는 부분도 많아서,
그녀의 이야기는 흥미진진하다.

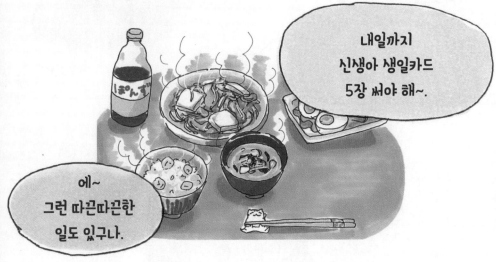

내일까지
신생아 생일카드
5장 써야 해~.

에~
그런 따끈따끈한
일도 있구나.

...... 그리고 밥이 맛있다.

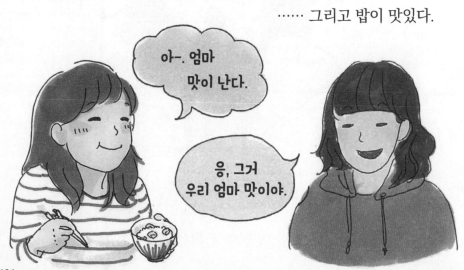

아-. 엄마
맛이 난다.

응, 그거
우리 엄마 맛이야.

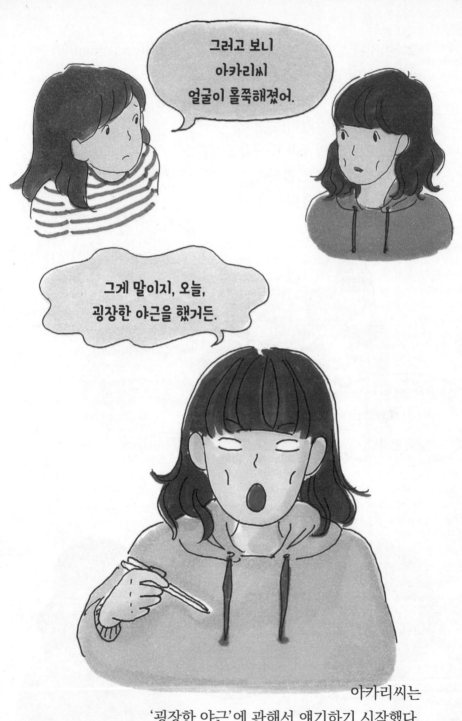

아카리씨는
'굉장한 야근'에 관해서 얘기하기 시작했다.

야근이 시작되자마자, 바로 한 아기가 태어나고.
산모의 상태를 살피면서,
아기의 체중을 재거나 검사를 하고.

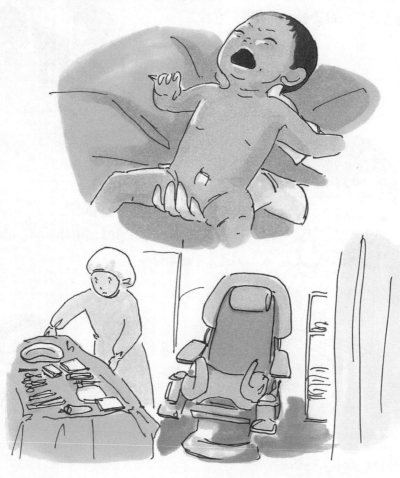

그 사이에 또 한 아기가 나올 것 같아서,
그 아기를 위한 분만실을 준비하고,
물품 일체를 준비하고,
모두 정신없이 바삐 뛰어다녔어.

3명밖에 없는 야근인데,
그런 날에 하필이면 2명이 동시에 출산했어,
베테랑인 무라타선생님은 간호사실의
한가운데 버티고 앉아서 꼼짝도 안하고.

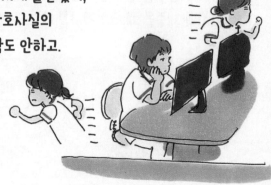

더구나 내가 바로 분만대로
이동할 때에 무라타 선생님이
1개월 전의 머터니티 클래스(maternity class)*
자료를 건네주잖아.

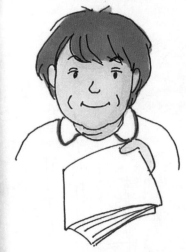

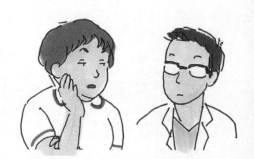

아기가 태어난 직후에는,
아기와 산모를 동시에 간호해야 하는 가장 손이 많이 가는 타이밍인데,
무라타 선생님은 의사선생님과 연구회의 연간계획을 세우느라
시끌벅적하고……

* 머터니티 클래스(maternity class) … 임산부에게 생활지도나 목욕지도를 하는 모임

그러는 중에 전화가 울렸어.

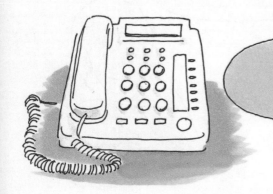

여보세요, 히가시(東)입니다
5분간격으로 배가 아파요.

39주 4일째, 셋째아이.
조만간 나올지도 모르는데.
전화로 확인하니, 양수는 아직 터지지 않았다고 했어.

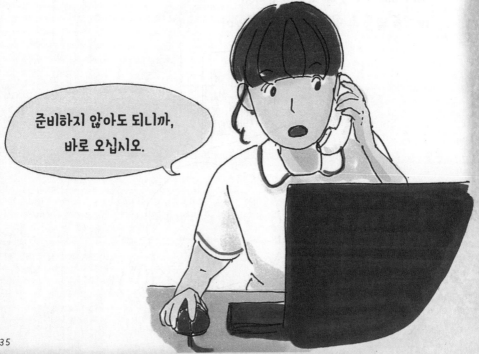

준비하지 않아도 되니까,
바로 오십시오.

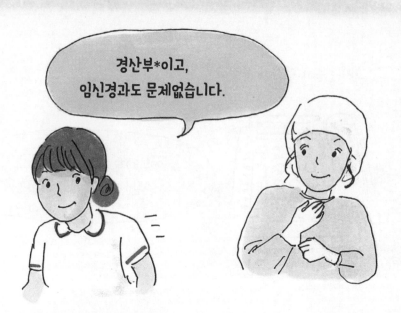

경산부*이고,
임신경과도 문제없습니다.

히가시씨는 5분간격이라고 했지만,
2, 3분마다 숨이 막혀하니 바로 출산할 것 같아서,
입원수속은 필요 없다고, 선배들과 얘기하면서,
히가시씨가 이곳에 도착하자마자
아기를 낳을 수 있게 준비하고 있었어.

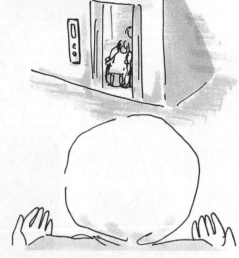

*경산부 … 지금까지 출산한 경험이 있는 임산부를 말한다.

하지만……

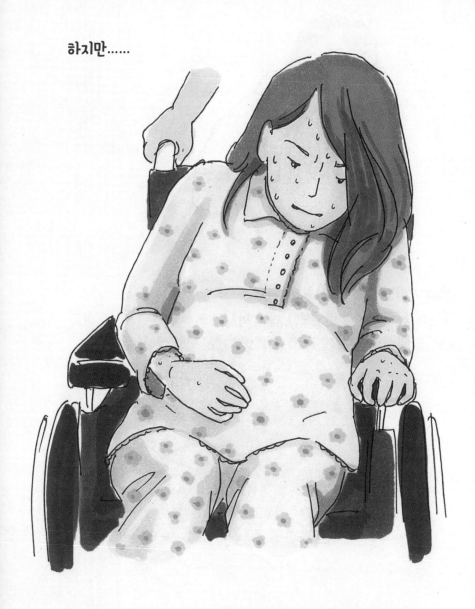

엘리베이터에서 나온 히가시씨는
진땀인지 식은땀인지
많은 땀을 흘리면서 휠체어에 타고 있었어.

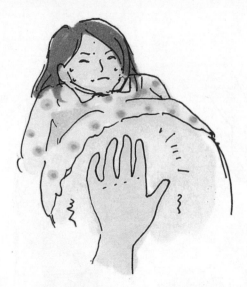

상태가 이상한 것 같아서
분만대 위에서 배를 만져보니, 매우 딱딱하고…….
내진을 해 보니, 자궁구(子宮口)가 전혀 열려 있지 않았어.

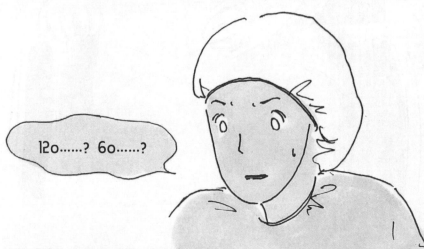

12o……? 6o……?

보통 선명하게 들려야 할 태아의 심장소리가
산모의 심장소리와 섞여서 거의 들리지 않았어.
불길한 예감이 들었어.

근처에 계시던 의사선생님께서 진찰을 하시더니
순식간에 표정이 변하셨고, 불길한 예감은 확신이 되었어.

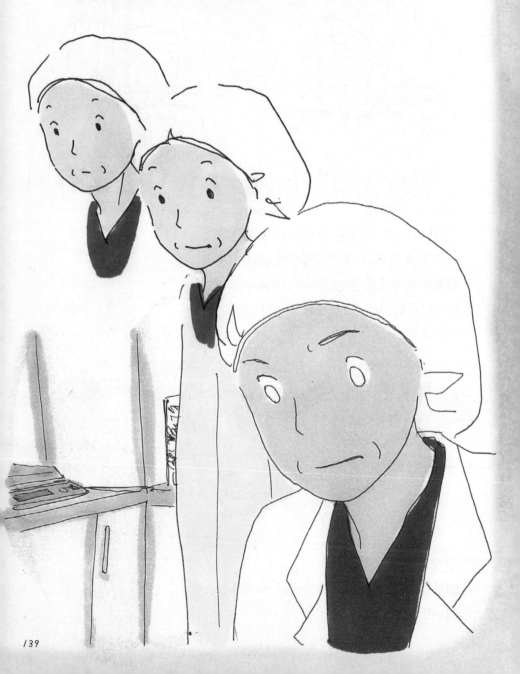

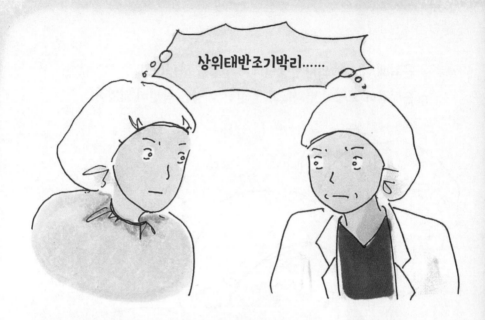

'상위태반조기박리'는 아기가 나오기 전에
산모의 배 속에서 태반이 떨어져 버리는 거야.
산모가 출혈이 심한 상태여서, 태아에게 혈액을
보내지 못하니까, 모자 모두 위험한 상태였어.

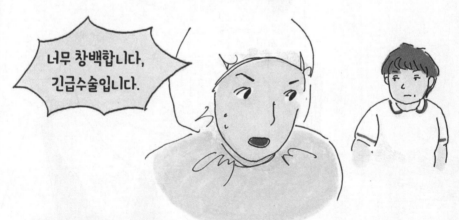

1분1초를 다투는 긴급사태.
태아를 한시라도 빨리 배 속에서 꺼내지 않으면,
태아도 산모도 죽게 돼.

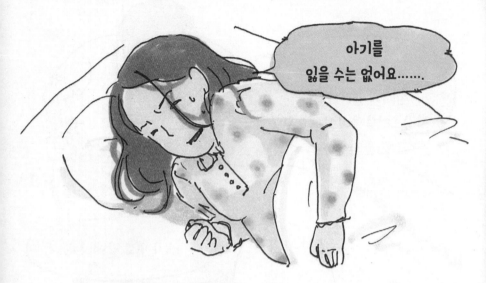

수술실로 향할 때에 침대에서
하던 히가시씨의 이 말이 계속 귓가에 맴돌았어.
나중에 들은 이야기인데, 실은 유산의 경험이 있었대.

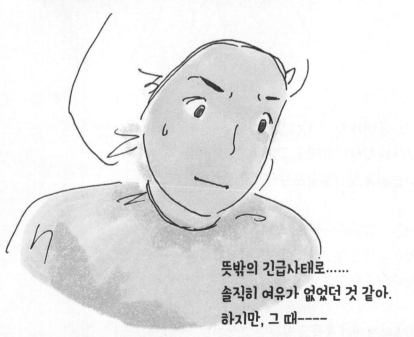

뜻밖의 긴급사태로……
솔직히 여유가 없었던 것 같아.
하지만, 그 때----

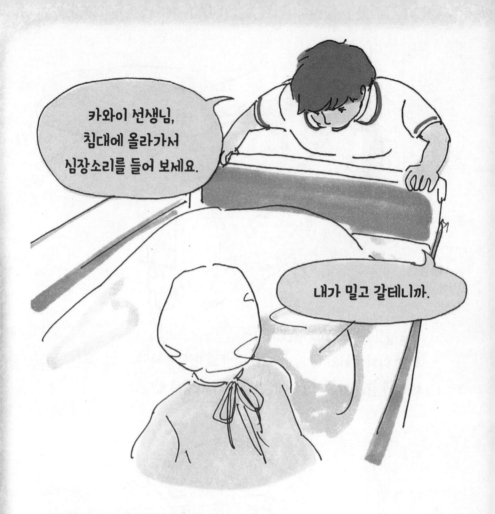

어느 틈엔가 함께 침대를 밀고 있던
무라타 선생님의 말을 듣고,
나는 바로 침대로 올라갔어.

어른 2명과 태아 1명의 무게를 실은 침대를
믿을 수 없을 정도의 스피드와 안정감으로
힘차게 쭉쭉 밀고 갔어.

간호사실에서 꼼짝도 안하던 그 무라타 선생님이......!

심장소리를 들으면서 수술실로 향하는 길이
끝없이 길게 느껴졌어.

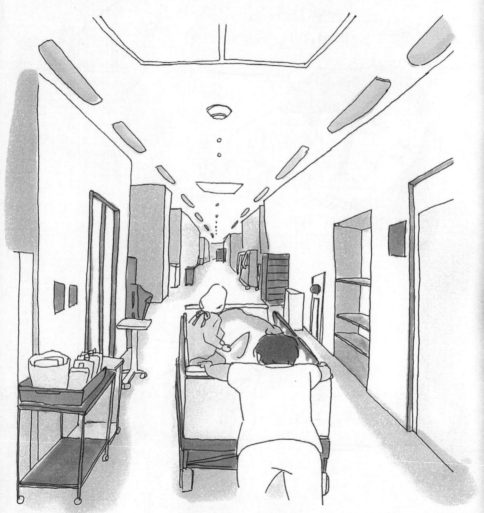

심장소리는 작고, 여리고…….
'심장이 움직이고 있어. 아가야 죽으면 안돼'라고
수도 없이 빌었어.

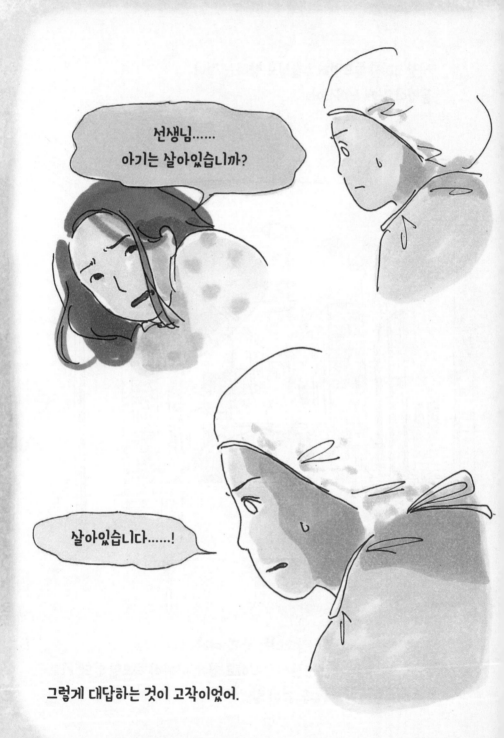

그렇게 대답하는 것이 고작이었어.

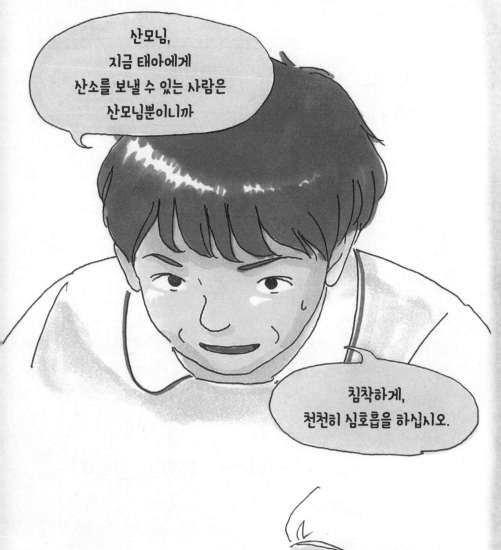

산모님,
지금 태아에게
산소를 보낼 수 있는 사람은
산모님뿐이니까

침착하게,
천천히 심호흡을 하십시오.

무라타 선생님의 말씀에,
이상하게 내 마음도 안정이 되었어.
나도 내가 할 수 있는 일을 하자고.

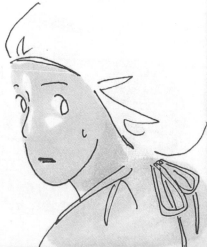

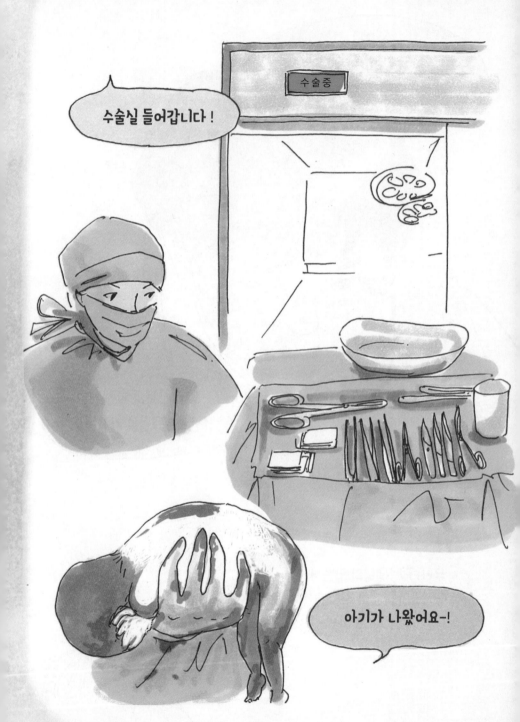

146

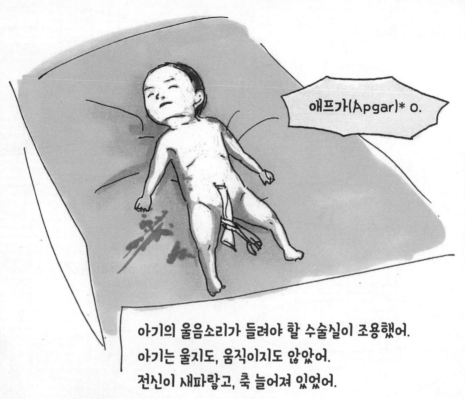

애프가(Apgar)* 0.

아기의 울음소리가 들려야 할 수술실이 조용했어.
아기는 울지도, 움직이지도 않았어.
전신이 새파랗고, 축 늘어져 있었어.

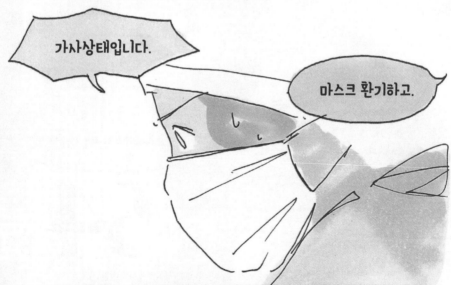

가사상태입니다.

마스크 환기하고.

* 애프가(Apgar) … 애프가 스코어(Apgar score)를 말한다. 태어난 직후 신생아의 건강정도를 0 ~
  10으로 평가하고, 7점이상을 정상이라고 판단한다.

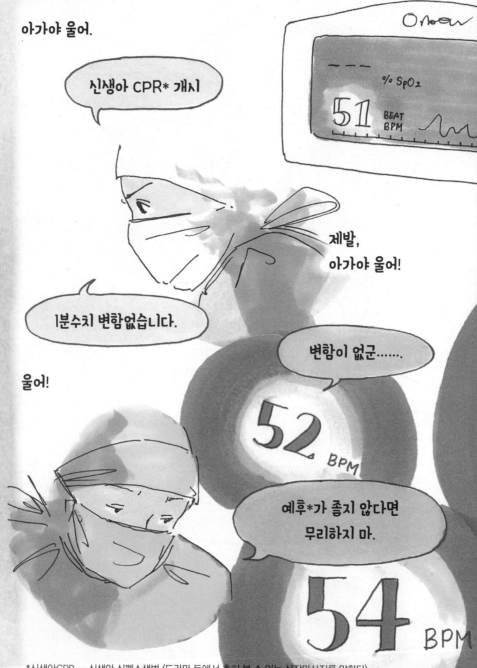

*신생아CPR … 신생아 심폐소생법 (드라마 등에서 흔히 볼 수 있는 심장마사지를 말한다)
*예후 … 병에 걸린 사람의 그 후의 경과를 말한다. 완치가 되는 병이라면 '예후가 좋다', 완치되지
않거나 치사율이 높은 경우 등에는 '예후가 나쁘다'고 한다

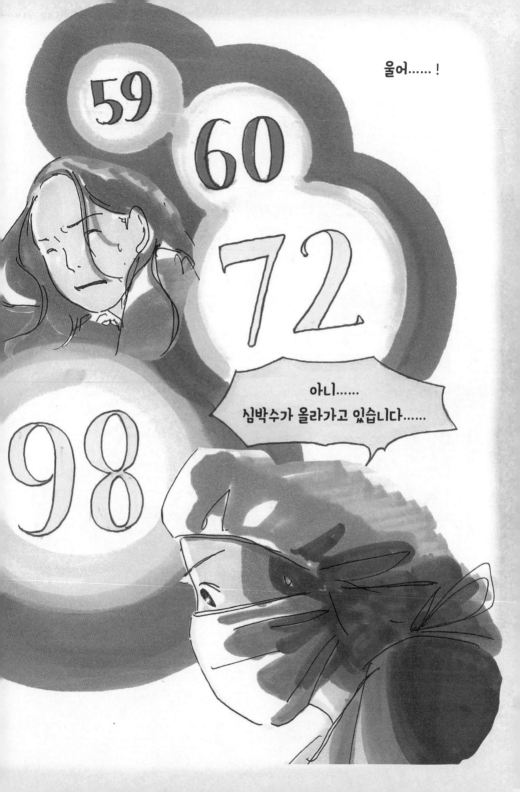

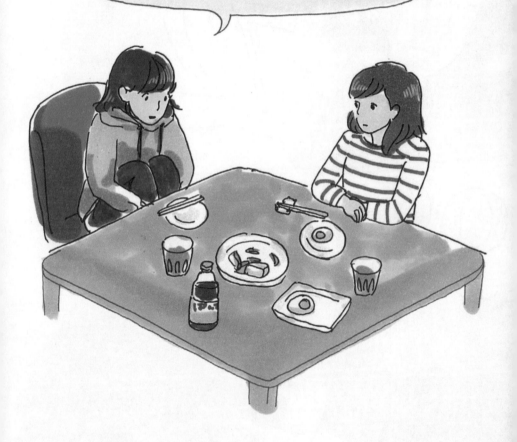

*NICU … 신생아 집중치료실

수술실에서 돌아왔더니
무라타 선생님이 안절부절못하시며,

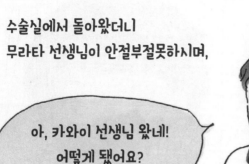

아, 카와이 선생님 왔네!
어떻게 됐어요?

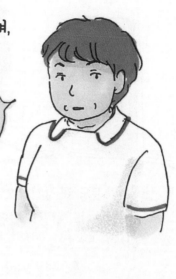

삽관하고,
인공호흡기에 연결해서
NICU가 있는
병원으로 이송했습니다.

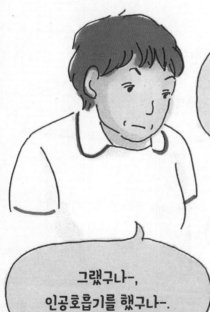

그랬구나-,
인공호흡기를 했구나-.

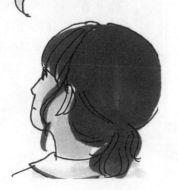

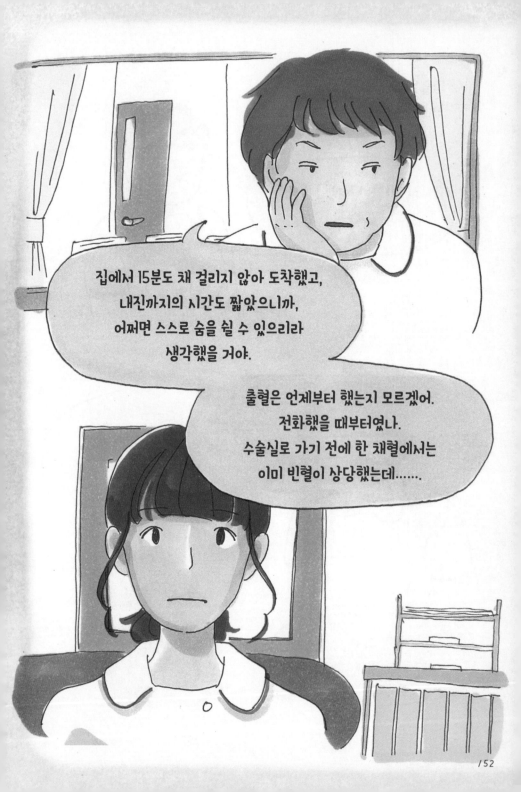

집에서 15분도 채 걸리지 않아 도착했고,
내진까지의 시간도 짧았으니까,
어쩌면 스스로 숨을 쉴 수 있으리라
생각했을 거야.

출혈은 언제부터 했는지 모르겠어.
전화했을 때부터였나.
수술실로 가기 전에 한 채혈에서는
이미 빈혈이 상당했는데······

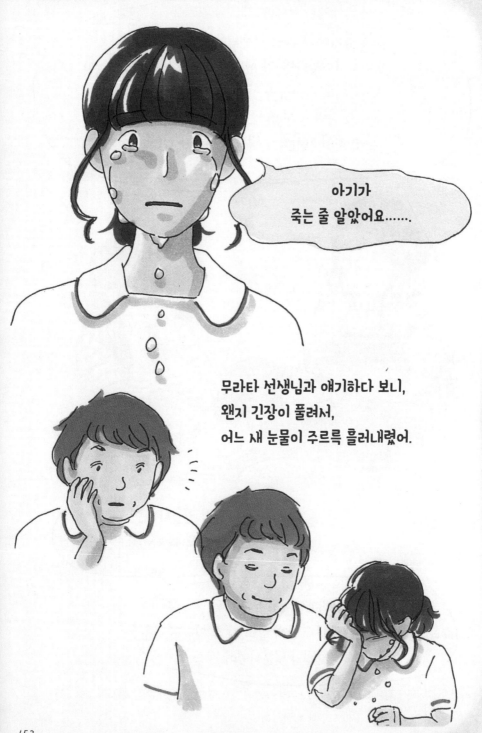

아기가
죽는 줄 알았어요…….

무라타 선생님과 얘기하다 보니,
왠지 긴장이 풀려서,
어느 새 눈물이 주르륵 흘러내렸어.

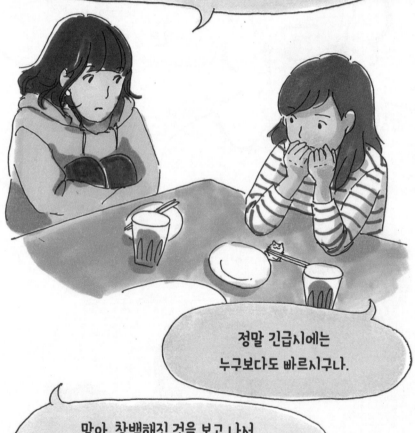

그와 동시에, 무라타 선생님은 이미 그 당시에
산모의 바이털사인*과 신생아의 심장소리에서,
1분 단위로, 출혈량과 신생아의 생존가능성을
생각하고 계셨다는 것을 깨달았어.
나는 미처 거기까지 생각할 여유가 없었어.

정말 긴급시에는
누구보다도 빠르시구나.

맞아, 창백해진 것을 보고 나서
수술실에 도착할 때까지 그렇게 빨리 갈 수 있었던 것은
무라타 선생님 덕분이었어.

*바이털사인 … 의식레벨·혈압·체온·맥박·호흡의 5가지를 말한다. 생사여부를 확인하는 가장
기본적인 징후

......신생아에게 심폐소생술을 할 때,
선생님은 소생술을 계속해야 할지 결단을 내리지 못하셨어.
그렇게 많은 아기를 봐 오신 선생님조차 망설이셨으니,
확실히 상태가 너무 안 좋았어.

그런데 "예후가 좋지 않다면
무리하게 소생술을 하지 말라"던
말씀이 생각났어.

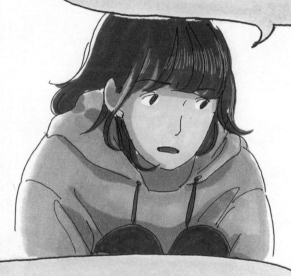

나중에 들은 얘기로는,
선생님이 예전에 살린 아기가 식물상태가 되어서
가족들도 점점 보러 오지 않게 된
경우가 있었대.

이 아기도 어쩌면
심한 후유증이 생길지도 모르고,
그 아기뿐 아니라, 가족에게도 힘든 일이
많이 생길지도 몰라.

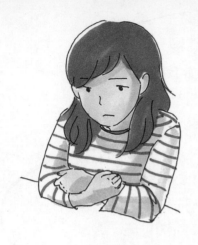

그렇구나, 예후라······.

나는 괴로워하며 사는 사람들을
너무 많이 보아왔다.

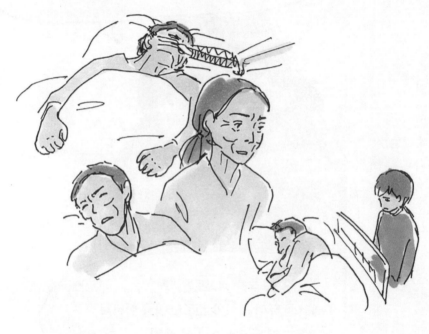

사는 것이 괴롭다, 사는 것이 고통스럽다.
그런 사람들을 보고 있으면,
'좋은 일'이어야 할 생명을 살리는 일이
어쩌면 '그렇게 좋은 것만은 아닐 것'
이라는 심정이 되기도 한다.

긴급시에는 앞으로의 일 같은 거
느긋하게 생각할 여유 따위 없어.

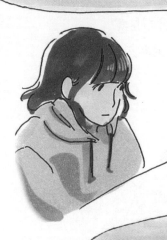
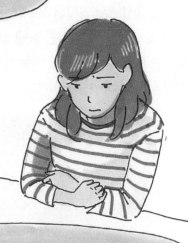

지금 살려봤자
앞으로 힘든 미래가 기다리고 있을지도 모른다고.
뭐가 정답인지, 헷갈려.

나는 선생님이 무리하지
말라던 그 심정,
이해할 수 있을 것 같아.

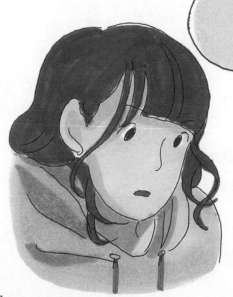

그러게,
정답이라…….

근데, 산모가 말이야,
자신도 출혈해서 의식이 몽롱한 중에도
무라타 선생님이 "산소를 보낼 수 있는 사람은 산모뿐"
이라는 말을 한 순간부터 계속 심호흡을 하는 거야.
전력을 다해 아기를 지키려고 했던 거야.

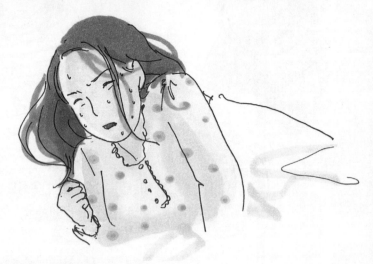

게다가 "이제 소용이 없는 건가, 포기해야 하나" 하는
바로 그 순간, 신생아의 심박수가 올라가기 시작했어.
나, 그게 우연이라고는 생각하지 않아.

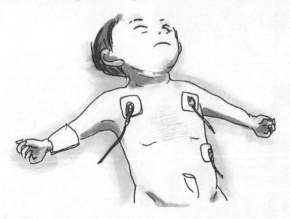

신생아라는 게 너무나 조그마해서
이렇게 양손으로 몸을 감싸고
심장마사지를 했어.

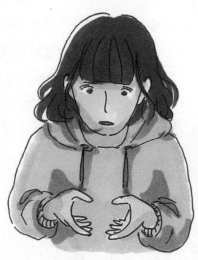

그랬더니 아기가
손 안에서 드문드문 "끄응" 소리를 내는 거야.

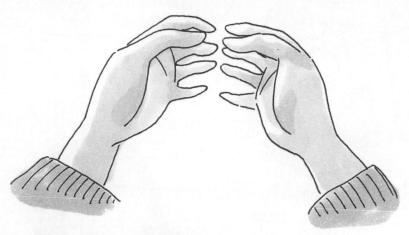

너무 작아서,
숨이나 쉴 수 있을까 싶었어.
근데 "끄응" "끄응" 하고 소리를 내는 거야.
살고 싶다고 말하는 것처럼 들렸어.

그렇다면 이제,
살리는 거 외에는 생각할 게 없었어.
스스로 살릴 수 있는 방법이 있는데
그것을 사용하지 않을
이유가 없었어.

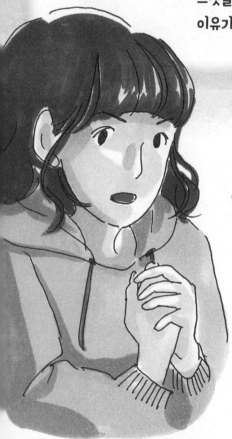

심장마사지를 멈추지 않았던 것이
틀리지 않았다고 생각했어.

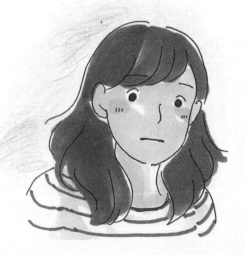

---아카리씨의
확신에 찬 눈빛이
멋있었다.

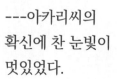

아아, 아카리씨의 손 안에서
그 아기의 생명이 울려 퍼지고 있었구나.
살고 싶다는 소리가 들렸구나.

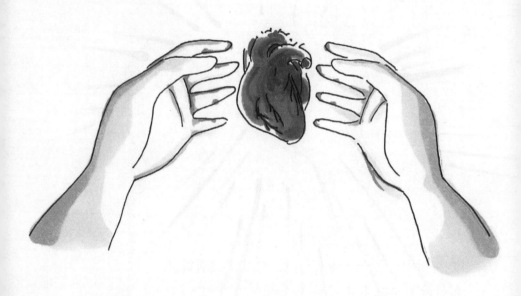

생명을 구하는 것도,
생명을 구하지 못하는 것도,
언제고 그것은 압도적인 무엇인가에
이끌리고 있는 것인지도 모른다.

아카리씨도 그 아기도, 그 산모도,
틀림없이 압도적인 무언가에 이끌렸던 것이다.

모든 환자의 생명을 살리는 것이
절대적으로 옳은 일인지, 정답을 찾기는 어렵다.
그렇기 때문에 날마다, 한 사람 한 사람의 환자들에게
최선을 다해야 하는 것이다.

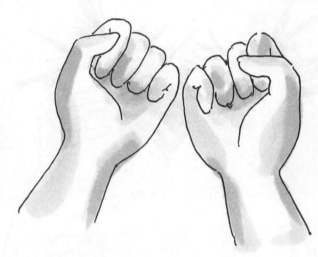

옷 갈아입는 것을 도와드리고, 링거를 교환하고,
식사를 나눠드리고, 양치를 돕고.
그것만으로도 시간이 눈 깜박할 사이에 지나가 버리겠지만,
그 정도의 단순한 업무뿐이라면,
그것은 단지 도우미아줌마에 불과하다.

그뿐만 아니라 사소한 시간 속에서도,
환자의 사람됨됨이를 알아가는 것을 소중히 하려고 한다.
환자의 생각, 가족의 소원을 캐치하고 싶다.
그 정도까지 하지 않는다면
아마 간호사의 존재의 의미가 없을 것이다.

이러한 시간이 쌓여갈수록,
틀림없이 여차 하는 순간에, 아카리씨가 경험한 것과 같은
확신을 갖게 되는 순간이 찾아올 것이다.
언젠가, 내게도----.

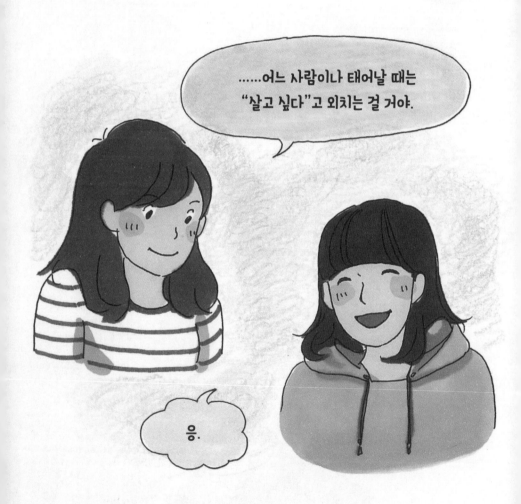

동기와 보내는 일상

이 이야기에 나오는 아카리씨는 내게 있어서 동지이다. 입사 후 연수에서
같은 그룹이었던 것이 인연이 되어 친해졌고, 우연히도 집이 같은 맨션이
었다. 둘 다 처음으로 혼자 지내다보니, 직장일이나 생활이야기를 주고받
는 좋은 동기이자, 친구이며, 가족 같은 존재였다.

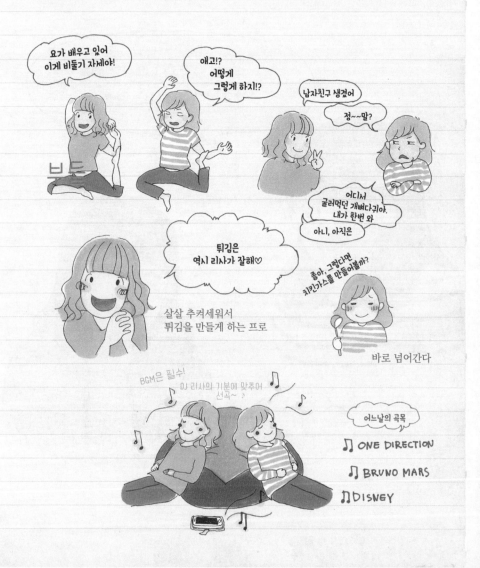

Episode 5

키요씨가
깨우쳐 준 가르침 전편

키요씨, 63세.

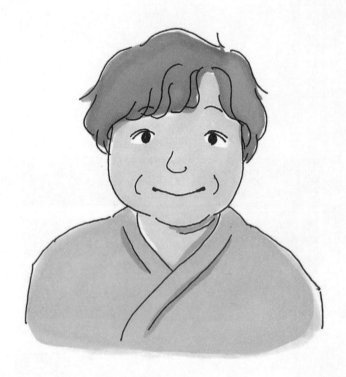

언제나 금슬이 좋은 남편과
2명의 예쁜 따님,
그리고 손자들과 다복한
웃는 얼굴이 고우신 할머니이다.

최근, 가끔 가슴이 아프거나
숨이 찬 적이 있어서,
근처 병원을 수진.
'협심증*'이라는 진단을 받았다.

카테터 치료*로 협심증은 치료했지만,
그 때 찍은 엑스레이에서
위에서 검은 부분이 발견되었다.

악성종양일 가능성이
있어서,
조금 큰 우리병원에서
검사를 받게 된 것이다.

*협심증 … 심장의 혈관에 혈액 속의 콜레스테롤이 달라붙어서 가늘어진 상태. 완전히 막혀 버리면
  심장으로 혈액을 보내지 못하여 이른바 심장발작을 일으킨다
*카테터 치료 … 손목이나 팔꿈치, 발목의 혈관에 바늘을 꽂고, 그곳에서 심장의 가늘어진 혈관까지
  관을 넣어서, 가늘어져 있는 부분을 부풀려 굵게 함으로써, 혈액이 흐를 수 있게 하는 치료

결과는 악성. 스테이지는 IV*.
이미 다른 장기에도 전이되어 있어서
수술은 하지 못하고, 항암제 치료가 시작되었다.

그로부터 2개월,
키요씨는 항암제 치료를 열심히 받고 있었지만,
암의 진행에 견디지 못하고,
식사는 물론 물을 마시는 것조차 힘겨워,
오늘 입원이 결정되었다.

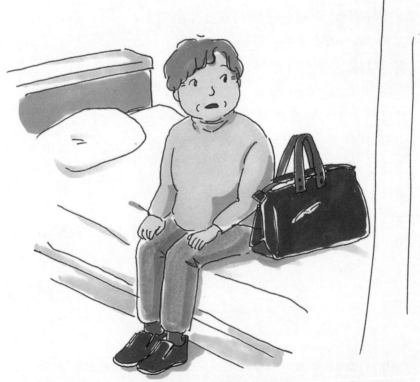

*스테이지IV … 암의 악성도는 스테이지 I ~IV로 표현된다. 스테이지IV는 가장 심한 상태로, 다른 장기에 전이되어 있는 상태. 치료가 불가능한 경우와, 항암제로 암을 작게 한 후에 수술을 하는 경우가 있다.

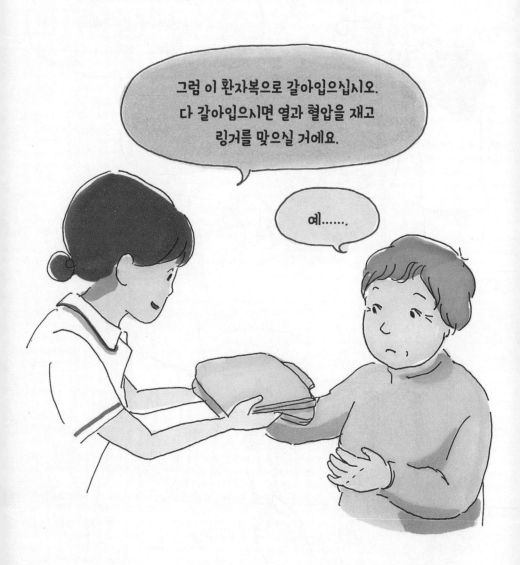

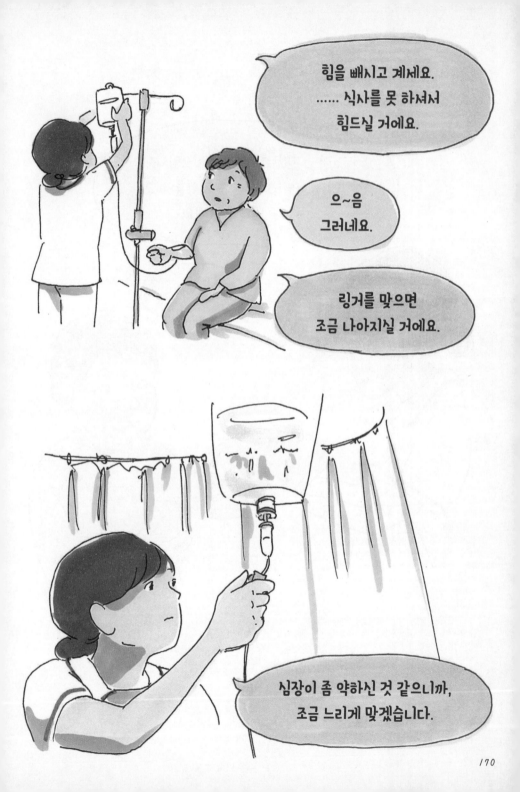

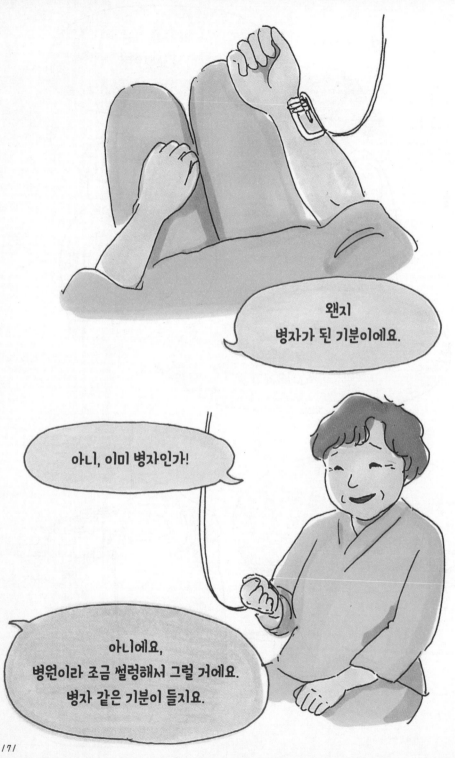

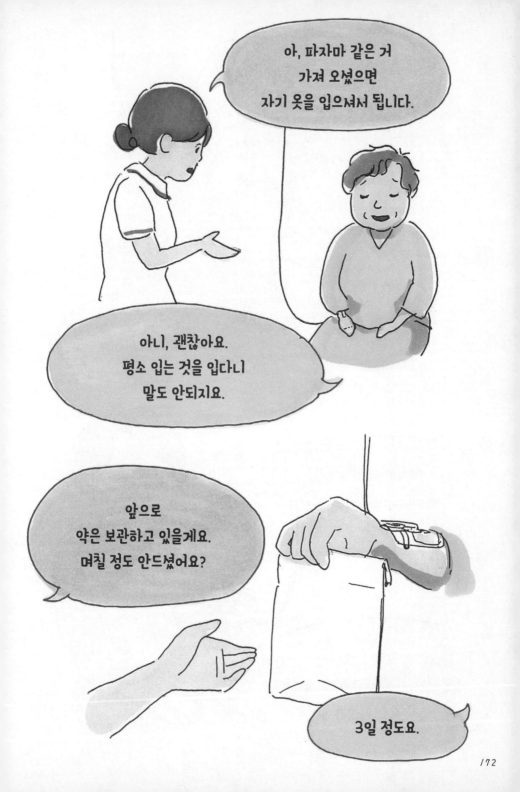

항암제를 3일이나 안드셨다니……

담당선생님께 보고를 드렸더니,
일단 약은 중지하라고 하셨다.

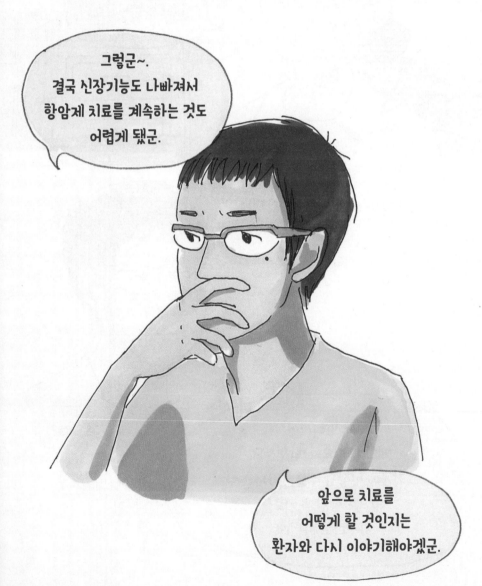

그렇군~.
결국 신장기능도 나빠져서
항암제 치료를 계속하는 것도
어렵게 됐군.

앞으로 치료를
어떻게 할 것인지는
환자와 다시 이야기해야겠군.

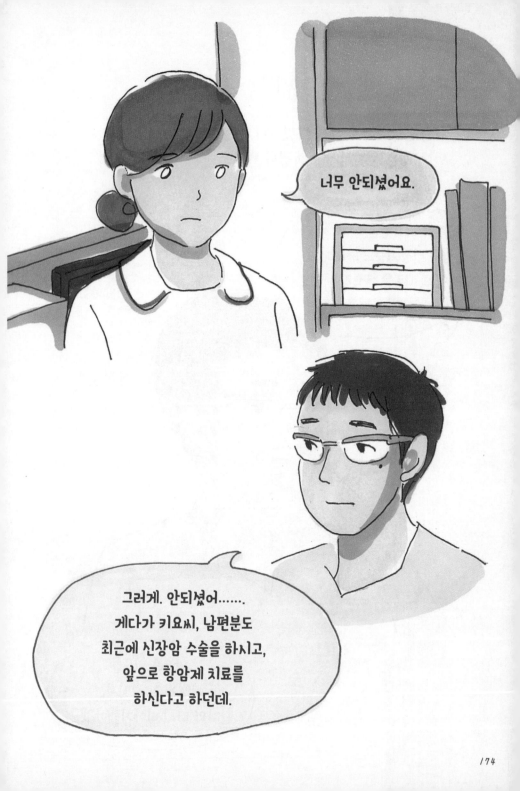

너무 안되셨어요.

그러게. 안되셨어…….
게다가 키요씨, 남편분도
최근에 신장암 수술을 하시고,
앞으로 항암제 치료를
하신다고 하던데.

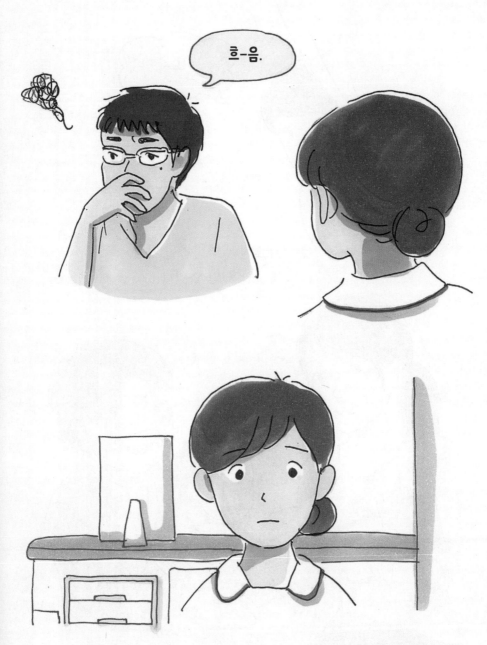

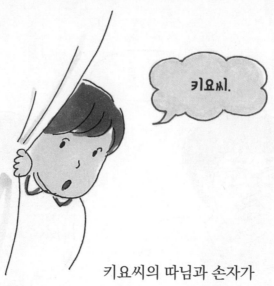

키요씨.

키요씨의 따님과 손자가
병문안을 와 있었다.

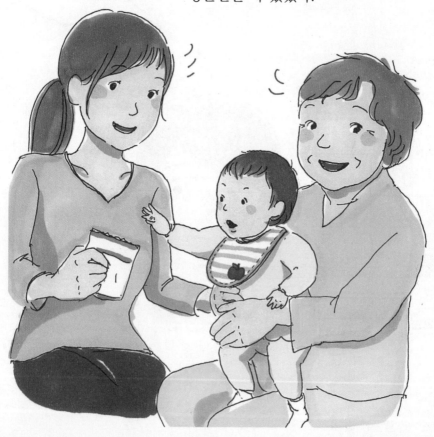

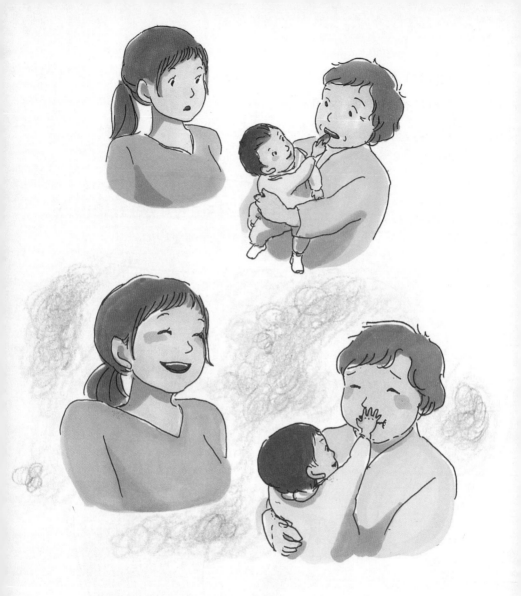

가족들과 함께 있을 때의 키요씨는
정말 즐거운 듯 보여서

조금이라도 오래 키요씨의 행복한 시간을
만들어드렸으면 좋겠다고 생각했다.

키요씨의 상태가
링거로 조금 나아졌지만,
식사량은 늘지 않았다.

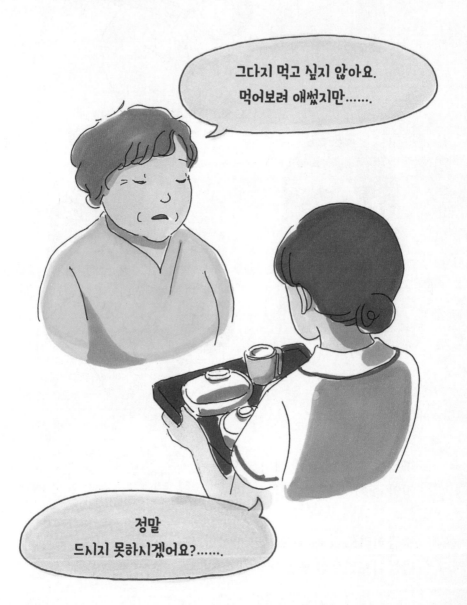

그다지 먹고 싶지 않아요.
먹어보려 애썼지만…….

정말
드시지 못하시겠어요?…….

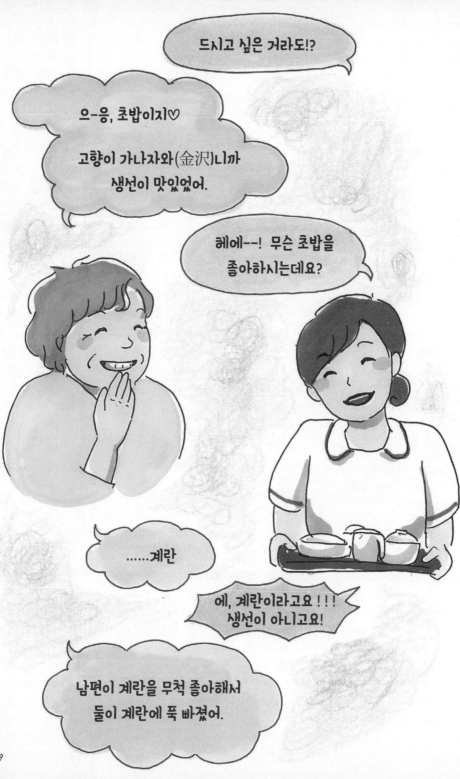

드시고 싶은 거라도!?

으-응, 초밥이지♡

고향이 가나자와(金沢)니까
생선이 맛있었어.

헤에--! 무슨 초밥을
좋아하시는데요?

......계란

에, 계란이라고요!!!
생선이 아니고요!

남편이 계란을 무척 좋아해서
둘이 계란에 푹 빠졌어.

179

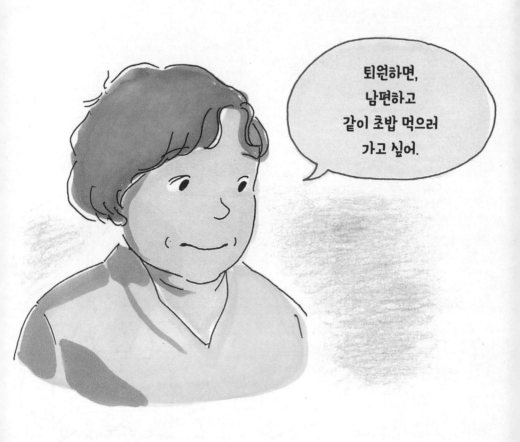

퇴원하면,
남편하고
같이 초밥 먹으러
가고 싶어.

키요씨 자신도
자신의 상태가 나빠지는 것을 날마다 느끼고 있었다.

그리고 싫든 좋든
부딪쳐야 하는 것이 현실.
그것은 키요씨뿐 아니라 나도 마찬가지였다.

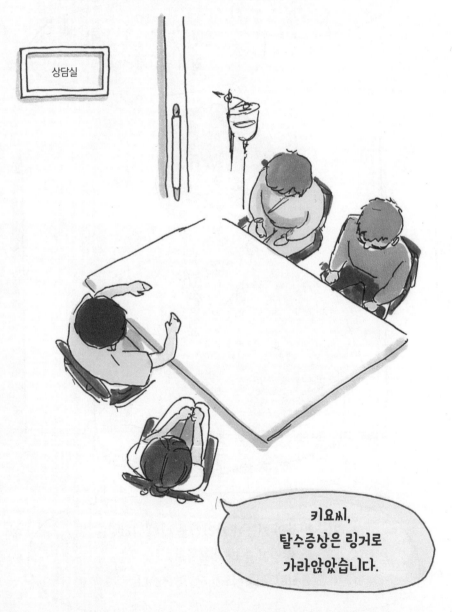

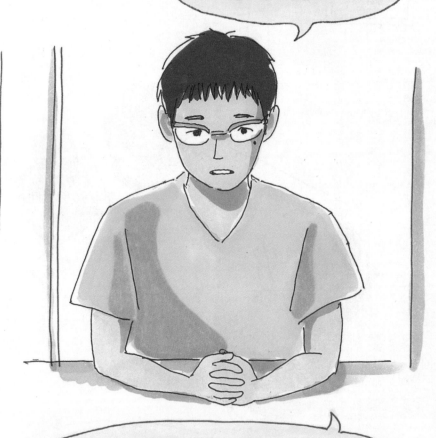

단지, 식사를 너무 드시지 못하는 점과, 신장의 기능이 악화되고 있다는 점이 문제가 되고 있어서.

입원하고 나서 항암제는 일단 중단했습니다.

지금 신장의 기능이 가라앉은 상태이지만, 항암제를 다시 복용하기는 솔직히 조금 힘드실 것 같습니다.

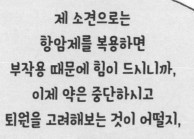

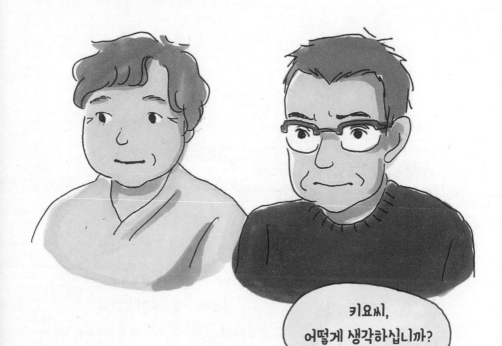

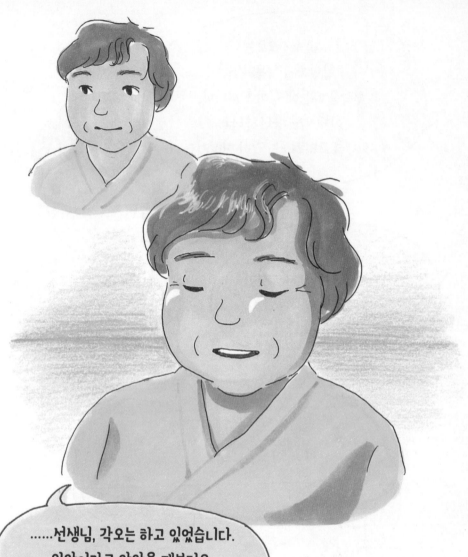

......선생님, 각오는 하고 있었습니다.
위암이라고 알았을 때부터요.
가족들과도 얘기하고 왔습니다.

항암제는 이제 됐습니다.
...... 가능하다면, 마지막까지
선생님께서 돌봐주셨으면 좋겠습니다.

184

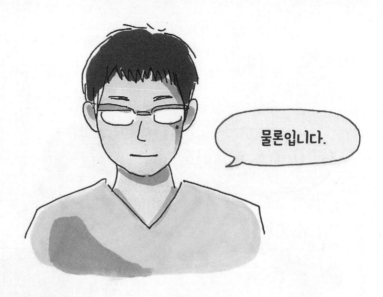

물론입니다.

선생님은 앞으로 자신이 무엇을 해야 할지,
짐작하고 있었을 것이다.

나로 말할 것 같으면, 면담하는 내내
키요씨의 '남겨진 시간'에
내 자신이 할 수 있는 일을 모색하고 있었다.

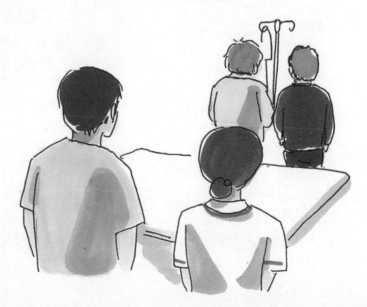

다음날도, 그 다음날도

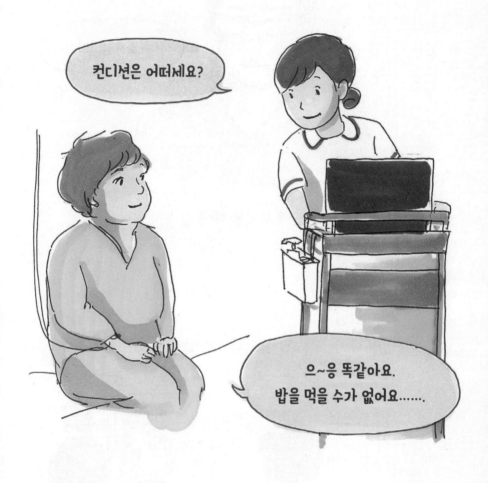

통증은 없는지, 구토는 없는지,
부종이 힘들지 않는지.
키요씨께 몸의 상태를 묻고,
조금이라도 상냥하게, 편하게 지내실 수 있도록 간호했다.

하지만, 그 뿐만 아니라,
키요씨가 생각하고 있는 것이나 소원.
어떻게 해야 거기에 다다를 수 있을지를 생각하고 있었다.

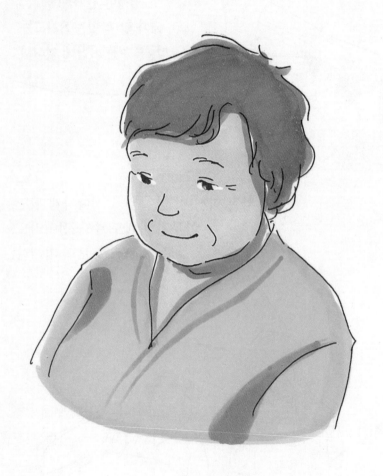

아무리 바빠도,
한정된 시간 속에서
할 수 있는 것이 분명 있을 테니까.

주치의선생님은

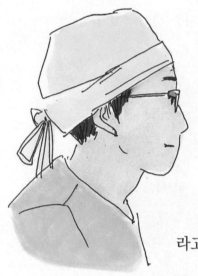

치료를 중단하기로
결정한 환자에게
내가 할 수 있는 거라고는
얼굴을 보는 거밖에 없어서.

라고 하시며, 병실 앞을 지나가게 되면,
아무리 바빠도 수술 전이라도,
꼭 키요씨를 보러 가셨다.

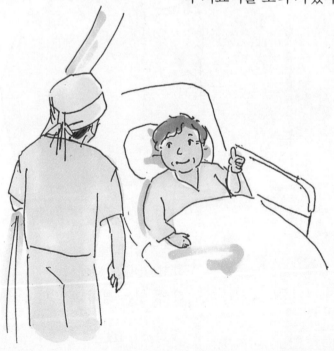

나도 그것을 본받아서, 가능한 시간을 내서
키요씨와 대화하려고 했다.

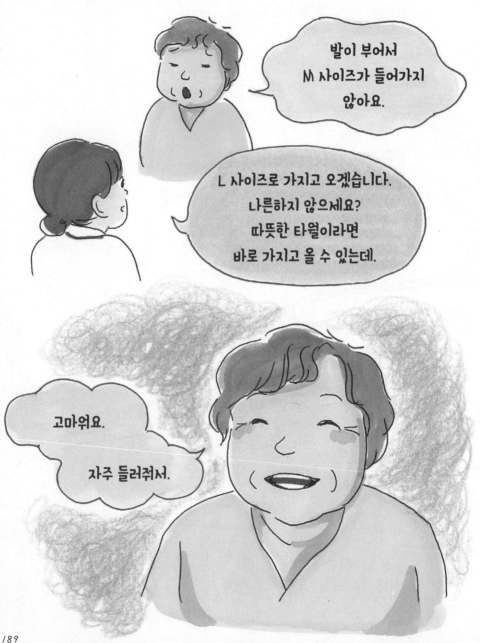

발이 부어서
M 사이즈가 들어가지
않아요.

L 사이즈로 가지고 오겠습니다.
나른하지 않으세요?
따뜻한 타월이라면
바로 가지고 올 수 있는데.

고마워요.

자주 들러줘서.

키요씨는 점점
누워있는 시간이 길어지고,
걸으실 때도 휘청거림이 심해졌다.

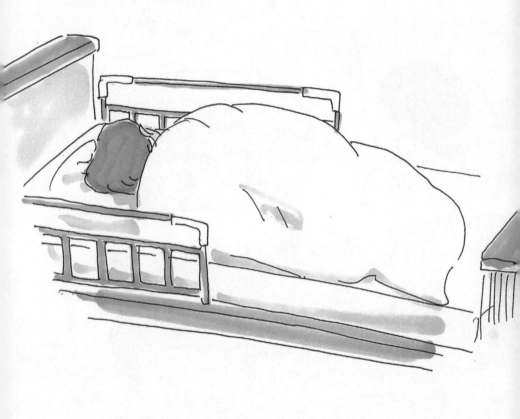

더 늦기 전에
오래 살았던 정든 집에서 지내실 수 있도록,
1박 2일로 집에 다녀오시기로 했다.

집에는
모니터의 알람소리가 아니라,
생활의 소리가 있다.

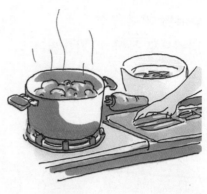

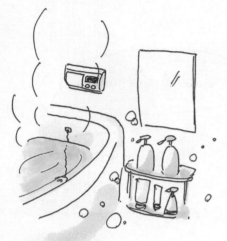

알콜소독
냄새가 아니라,
다다미의, 밥의, 목욕의,
여러 가지 냄새가 있다.

에어콘으로 관리된
25도가 아니라,
계절의 온도가 있다.

여러 가지 색에,
여러 가지 추억이 있다.

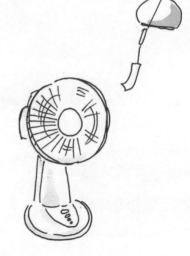

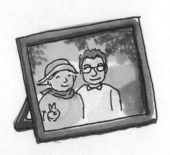

행복하게 지내시고 오시기를
나는 빌었다.

다음날 저녁 무렵,
병원으로 돌아 온 키요씨는
조금 지치신 것 같았다.

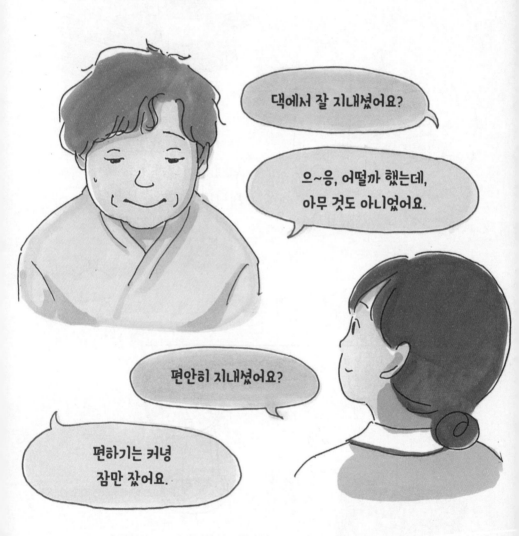

댁에서 잘 지내셨어요?

으~응, 어떨까 했는데,
아무 것도 아니었어요.

편안히 지내셨어요?

편하기는 커녕
잠만 잤어요.

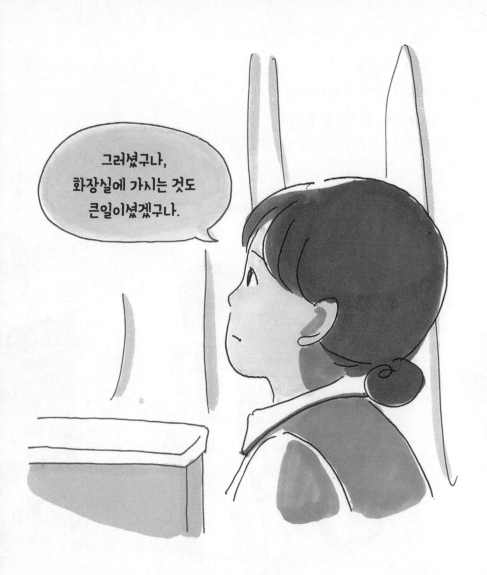

즐겁게 지내시기를 기대하고 있었지만,
집이라는 것이
꼭 좋은 것만은 아닌 것 같았다.

그 후에 조금씩
키요씨의 상태가 악화되어 갔다.
산소튜브를 뗄 수 없게 되고,
휠체어가 아니면 이동할 수 없게 되었다.

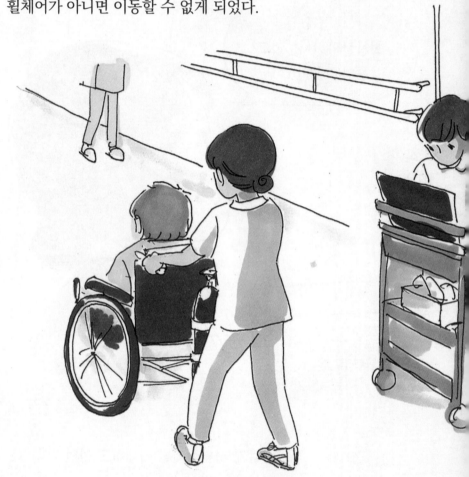

나는 종종 휠체어를 밀고
키요씨와 함께 산책을 즐기게 되었다.

…… 산책을 한다 해도 병동을 한 바퀴 도는 것으로,
경치는 거의 변함이 없었다.

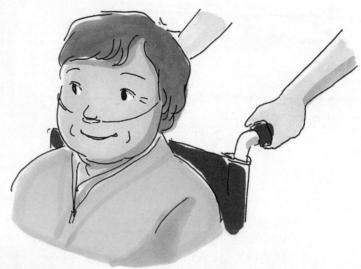

그래도 키요씨는
병실의 천정이 아닌 다른 경치를 볼 수 있어서 좋다고
빙그레 웃으셨다.

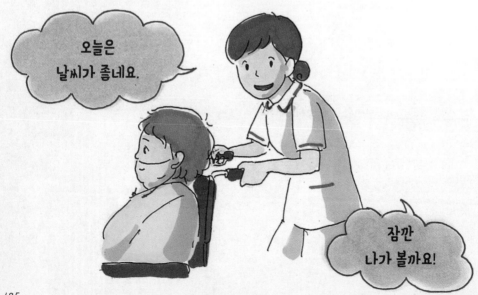

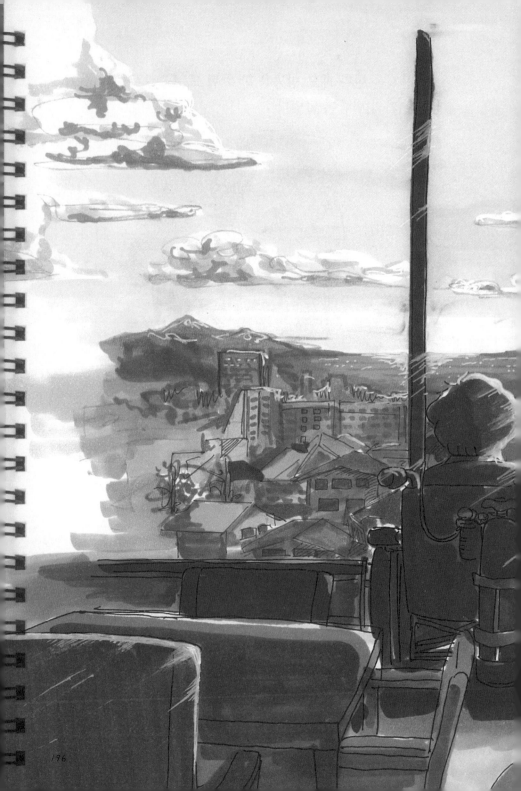

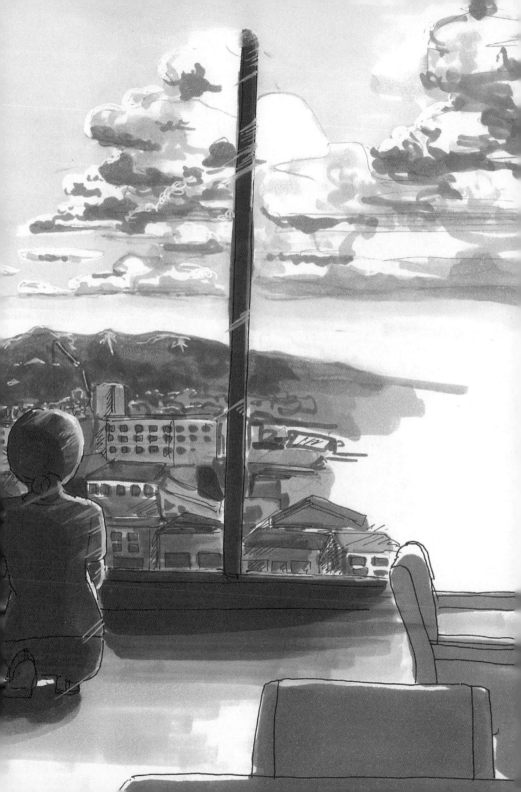

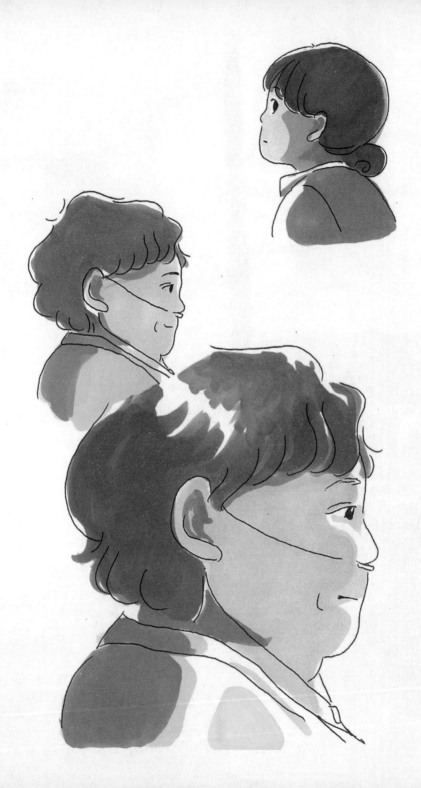

198

일전에 집에 돌아갔을 때말이지,
식사도 화장실도
정말 힘들었어.

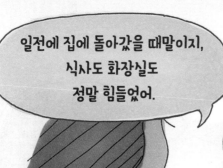

딸은 아이가 있어서 힘이 드는데,
식사 돌보랴 간호하랴,
하나부터 열까지 모두 신경을 쓰게 했어.

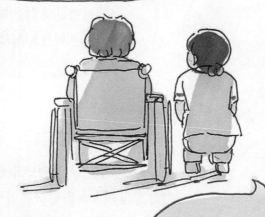

그래서 결국 움직이실 수 없으니까
자는 수밖에 없으셨겠어요.

살아서 정든 곳도
좋기만 한 것은 아니었겠어요.

으응, 좋았어!
손자가 계속 옆에 있어주고.
다만,
역시 건강할 때와 다르니
모두 어찌해야 할지 난감해했어.

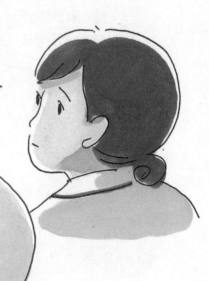

3개월 전에 심장 때문에
병원에 갔을 때,
그 때에 암이라는 사실을 알게 됐어.

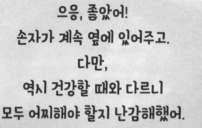

수술을 할 수 없으니까
항암제 치료를 한다고 하셨지.
그것도 2개월 만에
중단이 되었어.

그때까지는 아무 것도 아니었어.
손자의 돌 때도
모두 모였고,

남편도 신장수술을 하고
그때부터 항암제치료를
받던 때였고,
설마 내가 말이지.

키요씨의 입에서 얘기가
줄줄 흘러나오고……

그래서 입원하게 되었고

주치의 선생님께서
무엇이든 하고 싶은 것을
하라고 하셨지만,

좋아하는 게
말이지…….

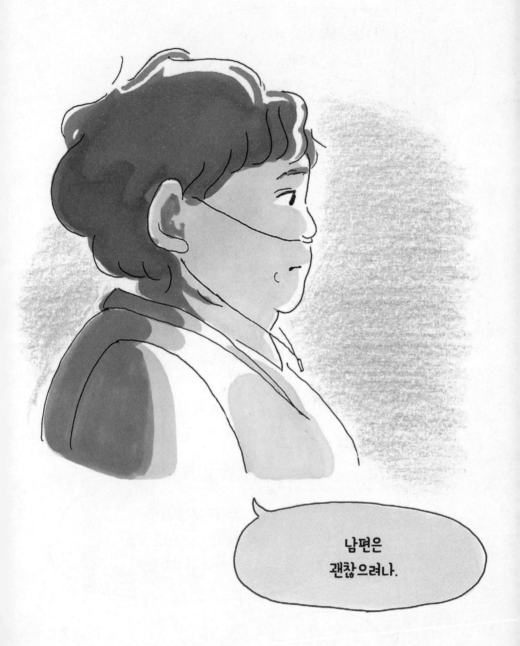

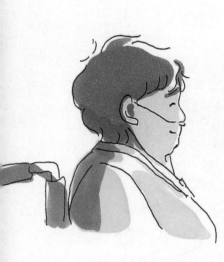

딸은 말이지,
괜찮을 거라 생각해.
결혼도 했고.

하지만 남편은
내가 있어야 하는데.

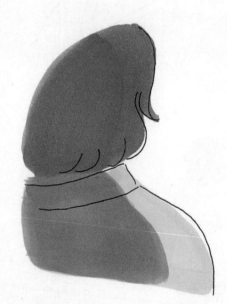

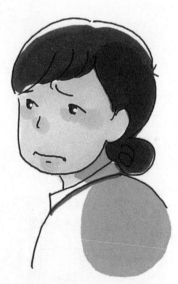

어쩌나, 뭐라
할 말이 없었다.

처음 들은
키요씨의 본심에
눈물이 날 것 같았다.

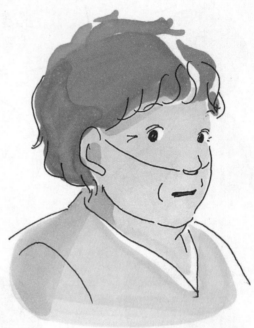

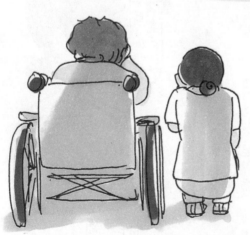

그런 나를 보고,
키요씨도 울었다.

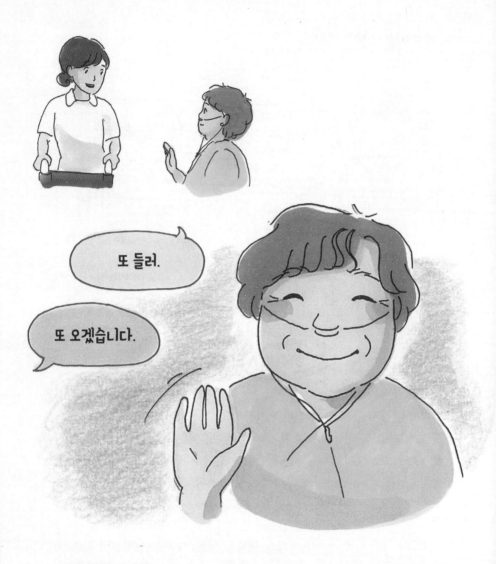

또 들러.

또 오겠습니다.

나는 뭐라 아무 말도 하지 못했지만,
키요씨는 온화하게 웃으셨다.

오늘, 산책해서 좋았어,
오늘 날씨가 맑아서 좋았어, 라고 생각했다.

키요씨는 이런 사람

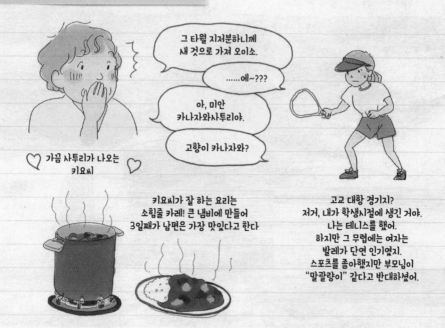

그 타월 지저분하니께 새 것으로 가져 오이소.

......에~???

아, 미안 카나자와사투리야.

고향이 카나자와?

♡ 가끔 사투리가 나오는 키요씨 ♡

키요씨가 잘 하는 요리는 소힘줄 카레! 큰 냄비에 만들어 3일째가 남편은 가장 맛있다고 한다

고교 대항 경기지? 저거, 내가 학생시절에 생긴 거야. 나는 테니스를 했어. 하지만 그 무렵에는 여자는 발레가 단연 인기였지. 스포츠를 좋아했지만 부모님이 "말괄량이" 같다고 반대하셨어.

환자에 관해서 알려고 한다면, 우리들 의료인의 경우, 성명은 물론, 연령, 병명, 검사결과, 지금까지 걸린 적이 있는 병, 어느 정도 스스로 일상생활을 할 수 있는지, 어떤 치료를 했는지에 관한 지식이나 정보가 대부분을 차지합니다. 이러한 상황에 따라서 생활이나 치료를 하므로, 실은 환자 개인의 성품과 접촉할 기회가 그리 많지 않습니다.

그렇기 때문에 저는 의도적으로 대화를 하며, 병과는 상관없이 환자가 지금까지 어떤 방식으로 살아왔는지를 알고자 합니다. 그것은 환자를 위한 것일 뿐 아니라, 우리들 의료인이 '병'이 아니라 '사람'과 관련되어 있다는 것을 잊지 않기 위해서입니다. 환자에 관해서 알게 되면, 병명이나 어느 정도 움직일 수 있는가? 만을 살피던 사람이, 돌연 생기가 넘치는 인격을 가진 한 인간으로 보이게 되는 것입니다.

Episode 6

키요씨가
깨우쳐 준 가르침 후편

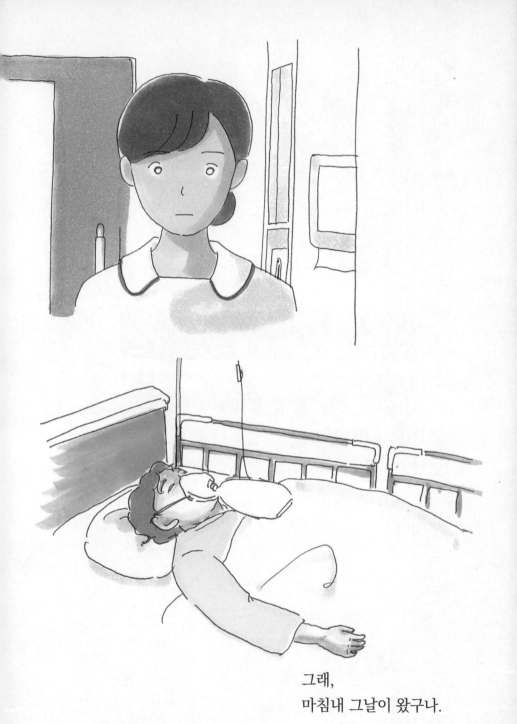

그래,
마침내 그날이 왔구나.

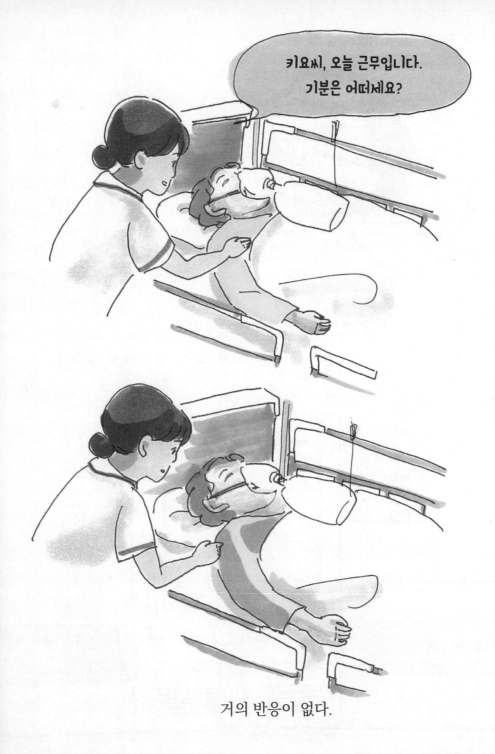

거의 반응이 없다.

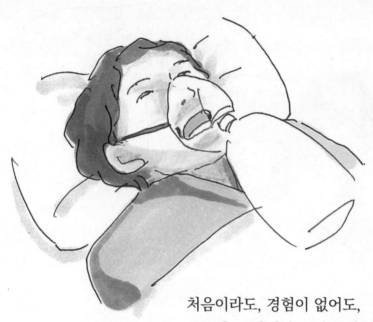

처음이라도, 경험이 없어도,
오늘이 그 날이라는 것을 알 수 있었다.

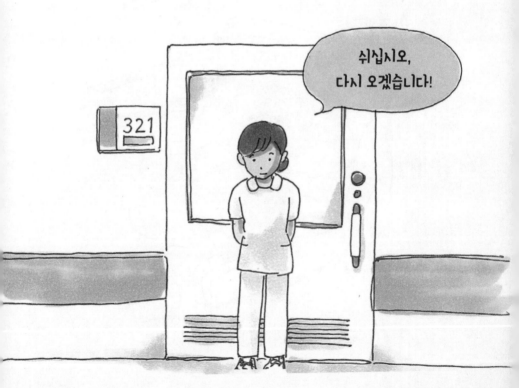

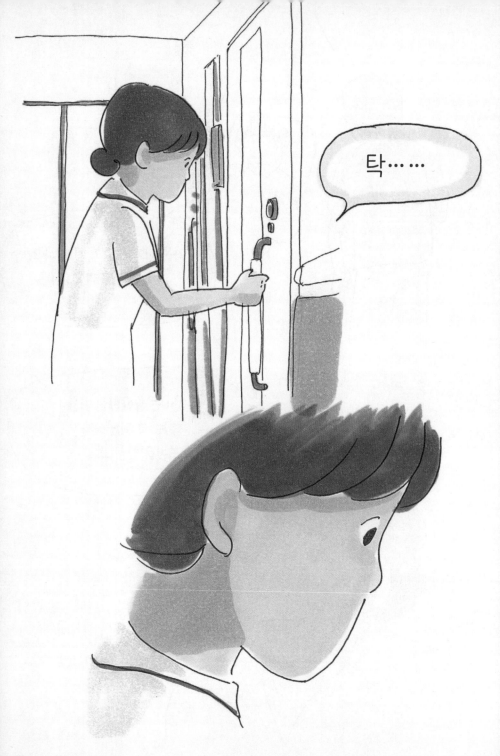

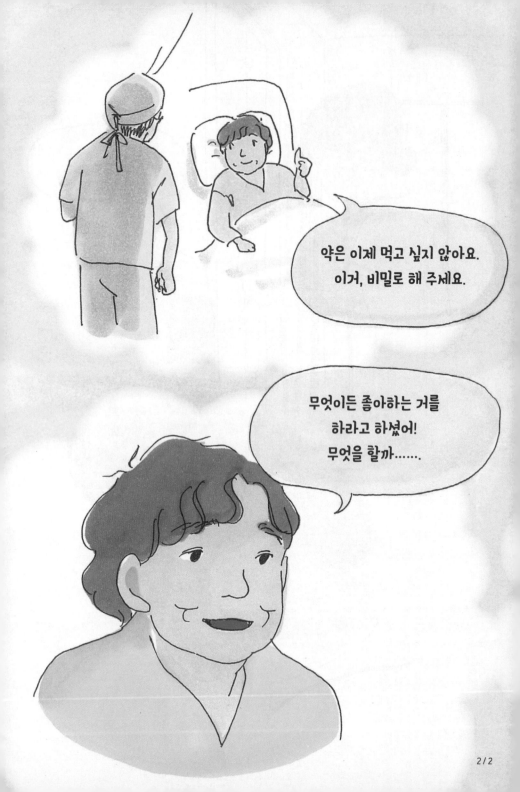

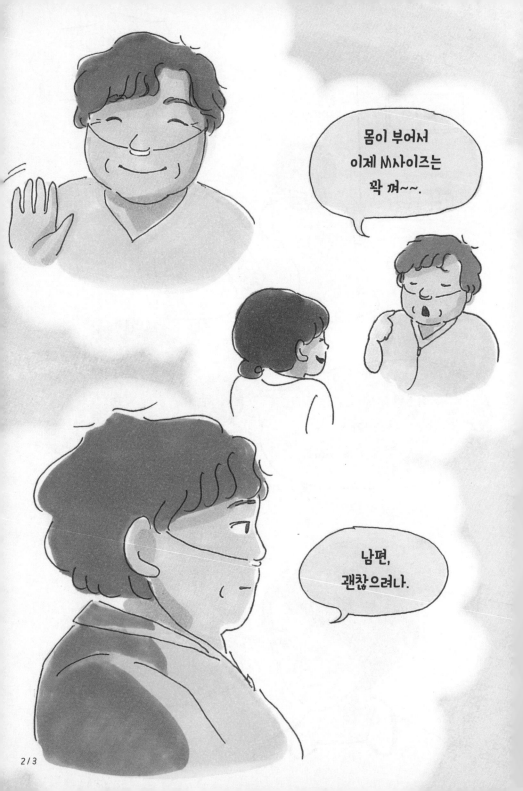

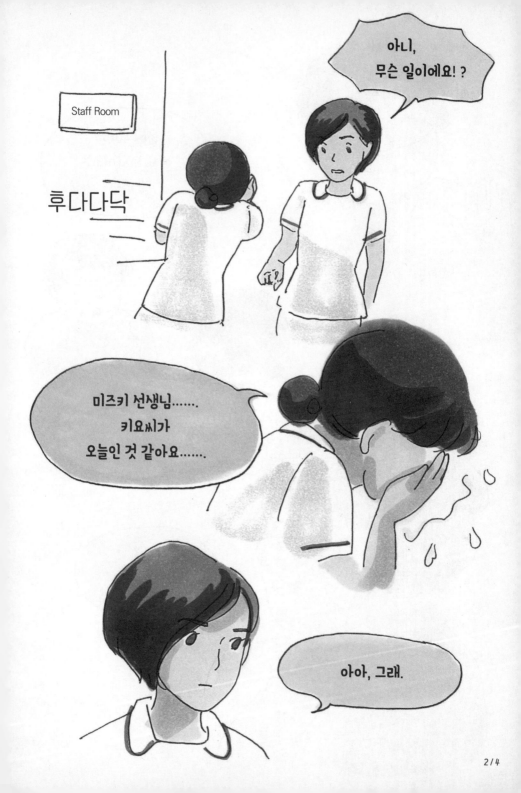

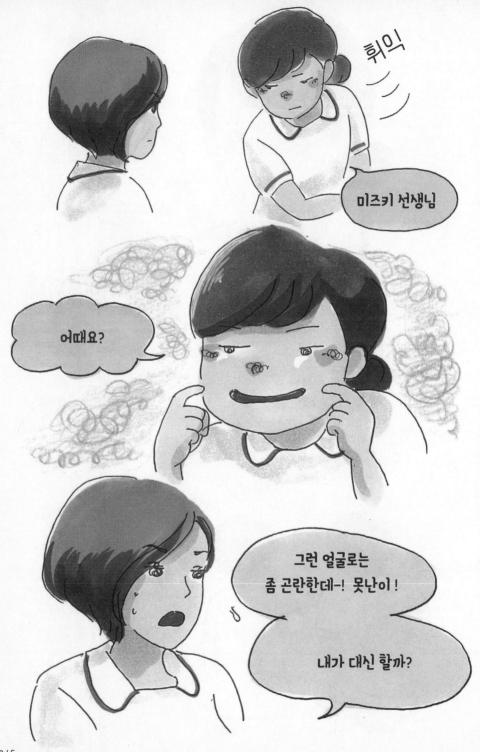

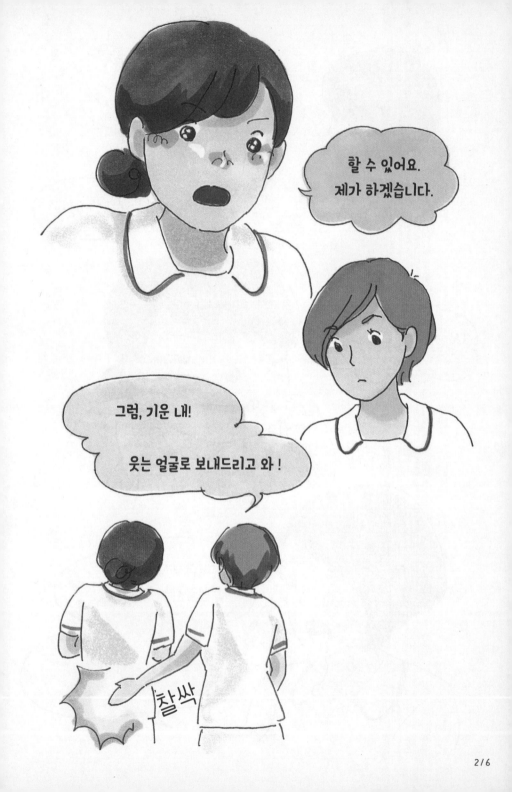

'환자가 돌아가는 거, 무섭지?'
선배의 말이 떠올랐다.

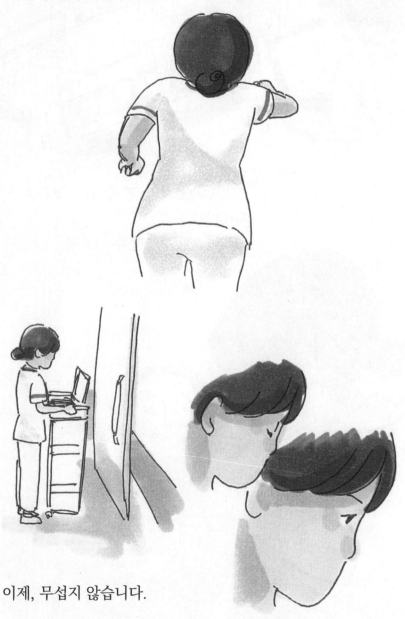

이제, 무섭지 않습니다.

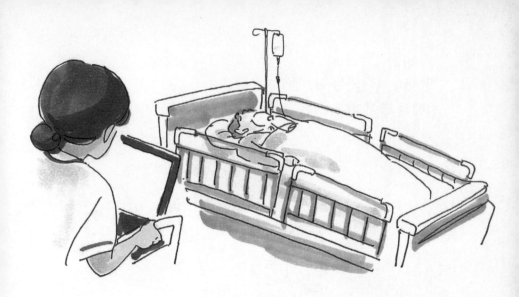

마지막 순간까지, 할 수 있는 것을 하자.
키요씨가
조금이라도 편안할 수 있도록.

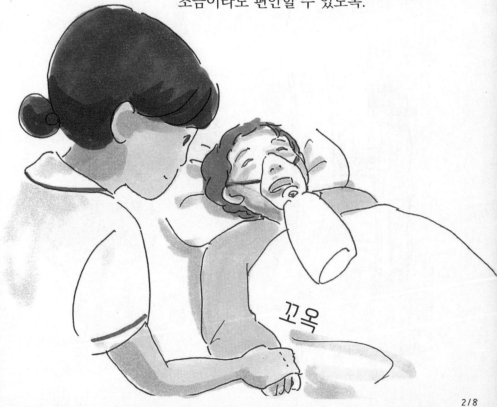

꼬옥

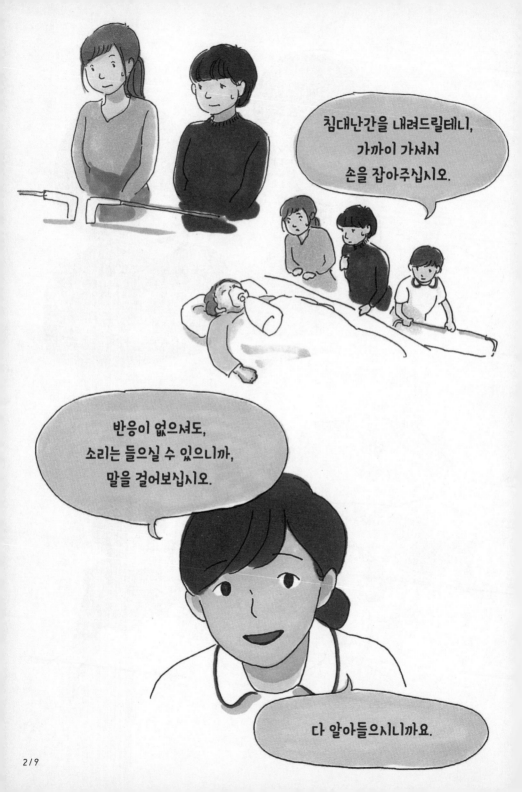

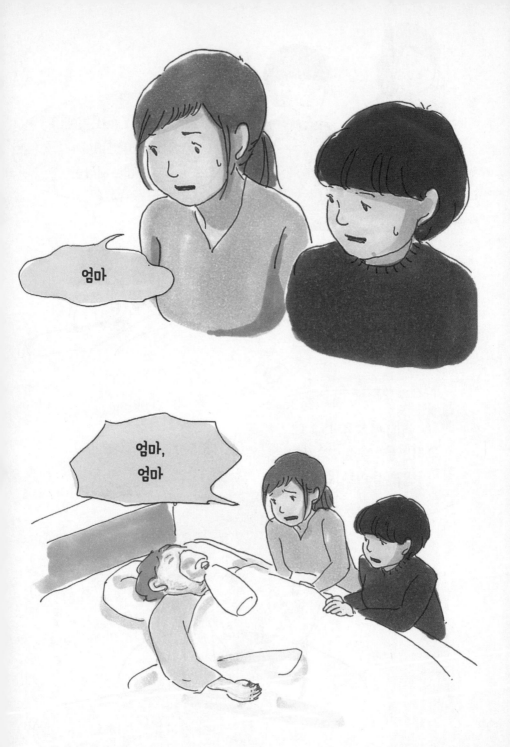

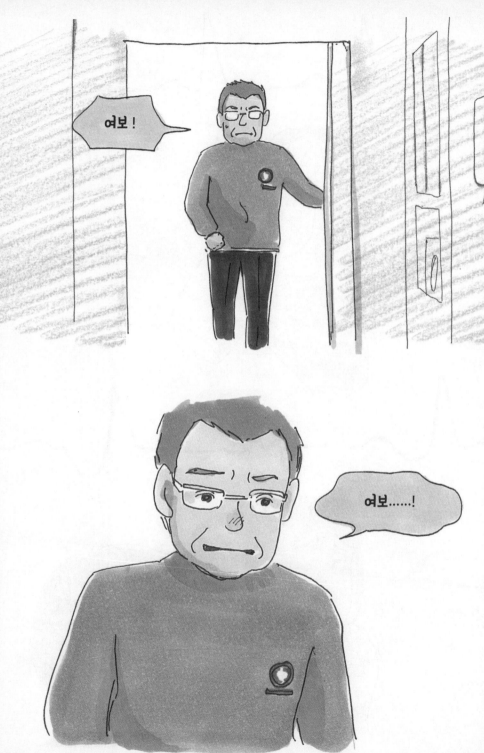

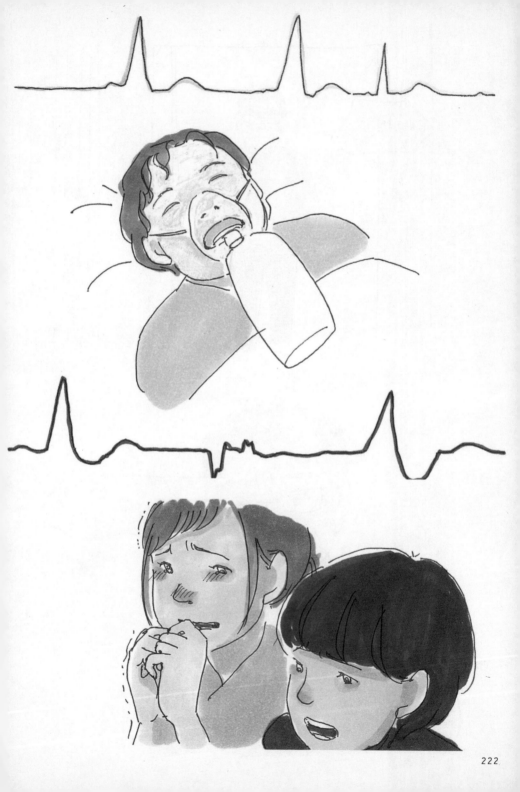

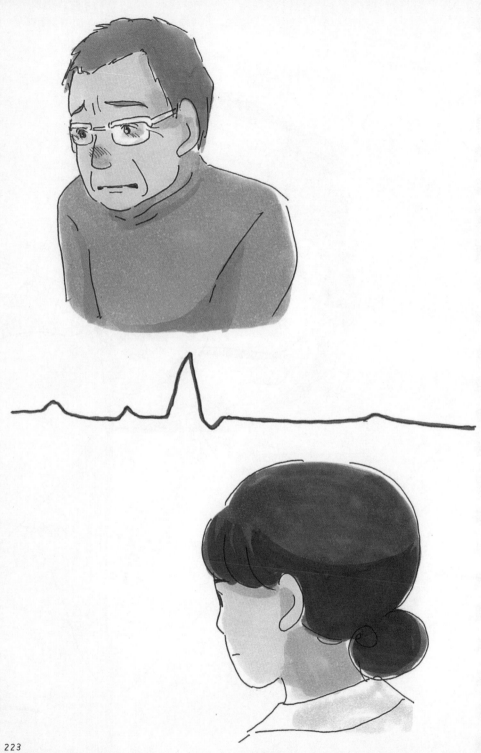

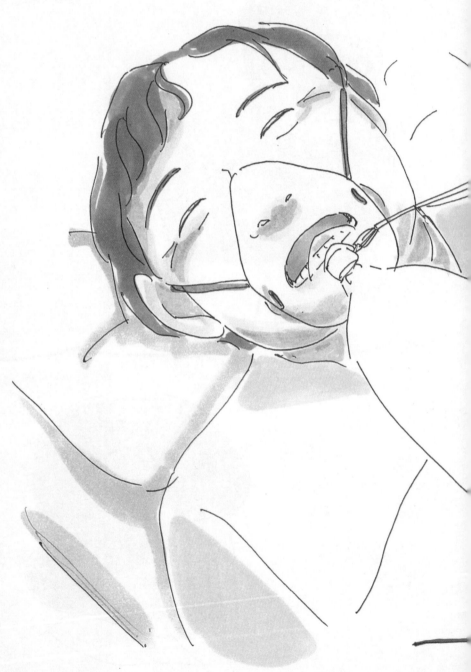

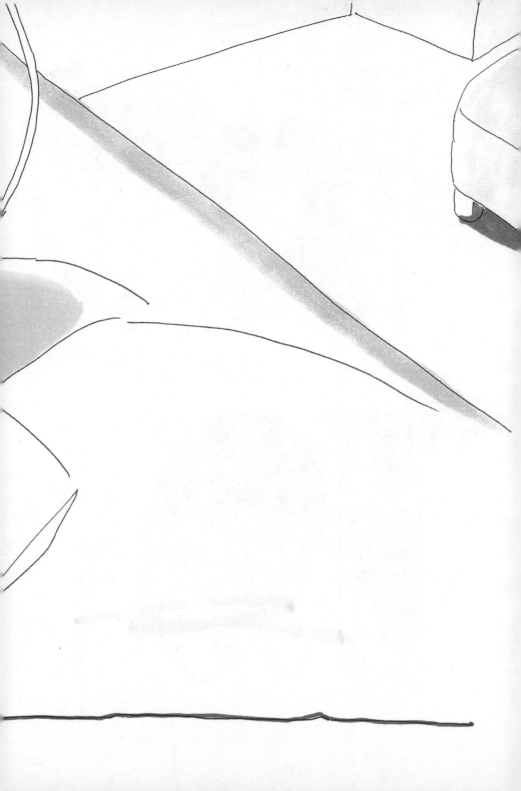

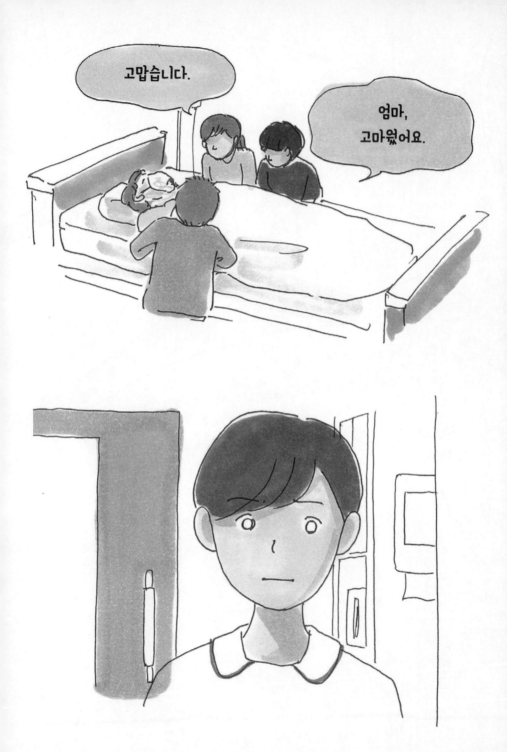

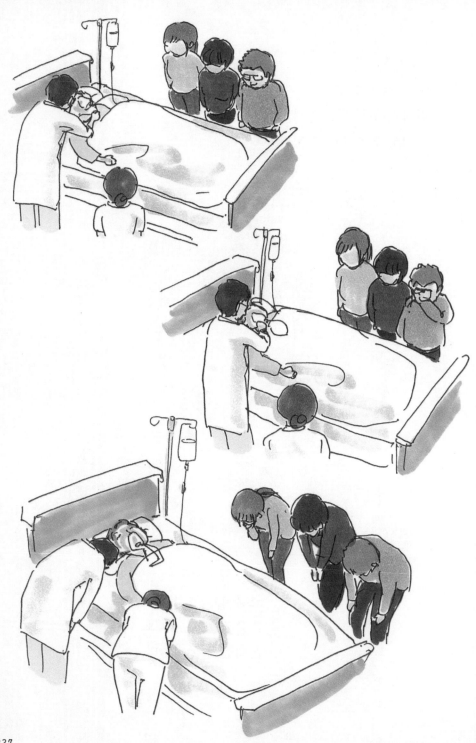

키요씨는
가족들로부터 많은
'감사인사'를 받으면서,
그 인생을 조용히 마쳤다.

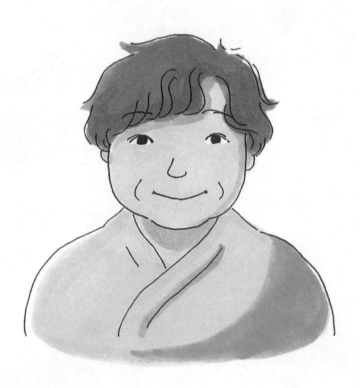

조금 야위었지만,
키요씨는 여느 때와 다름없는
온화한 얼굴이었다.

모두의 애절함이
키요씨께 전달되었으려나.

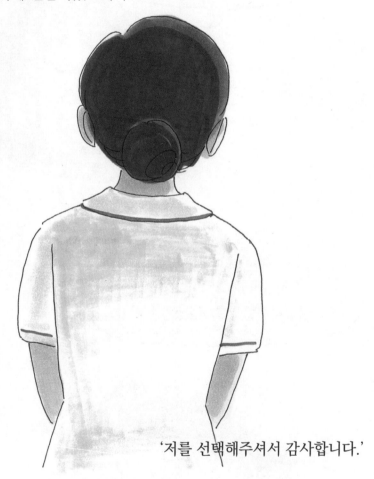

'저를 선택해주셔서 감사합니다.'

내 마음도
전달되었을까…….

나카모토 선생님

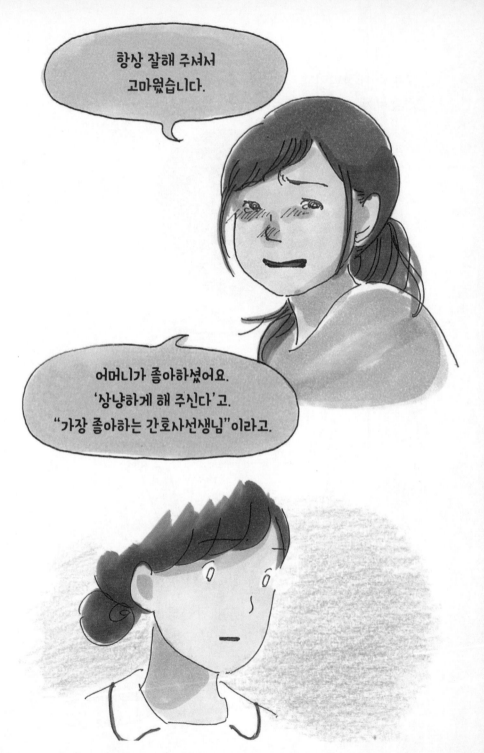

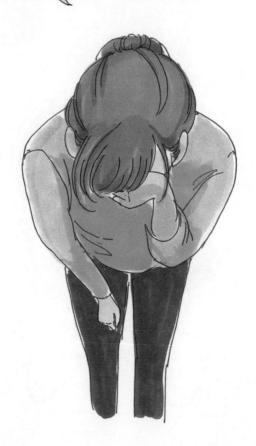

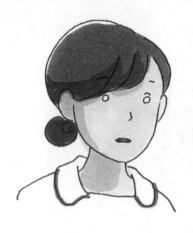

오늘, 근무하게 되어서
정말 다행이었습니다.

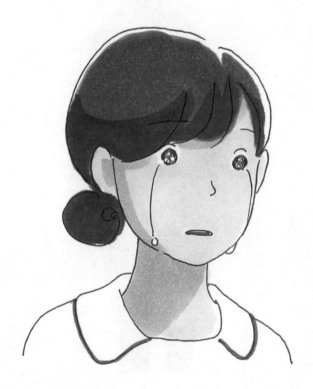

그렇게 기쁜 '감사인사'는
처음이었다.

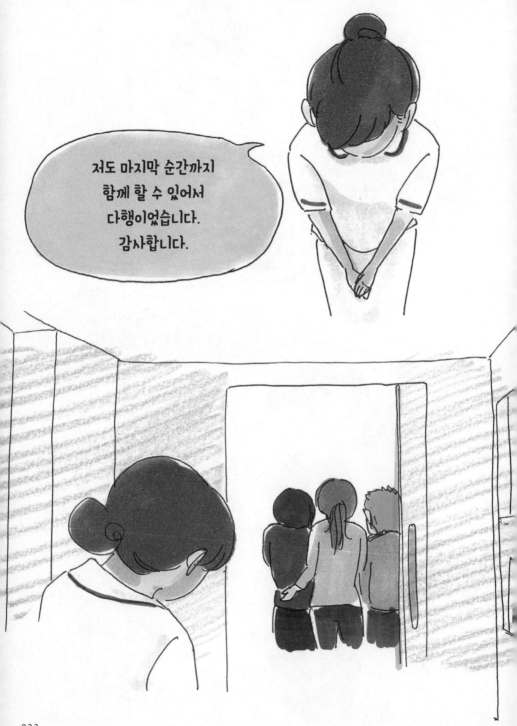

저도 마지막 순간까지
함께 할 수 있어서
다행이었습니다.
감사합니다.

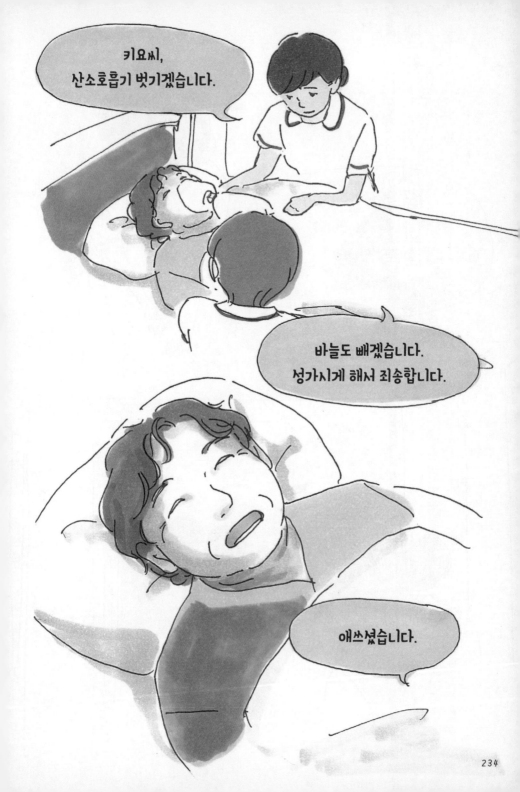

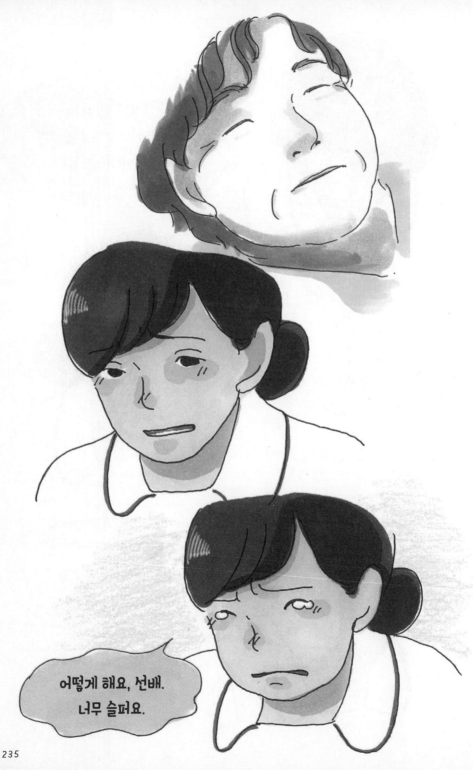

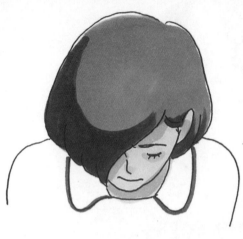

당연한 일이야!
이 상황에서 슬프지 않다면
인간성이 의심스럽지!

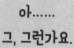

아......
그, 그런가요.

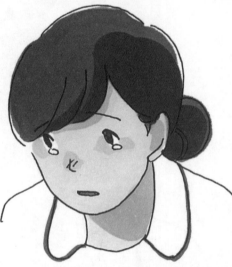

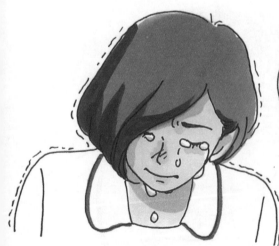

그럼!
하지만 어떻게 그걸
말로 할 수 있겠어......

내 스스로가 미숙해서
슬픈 것이라고 생각했다.

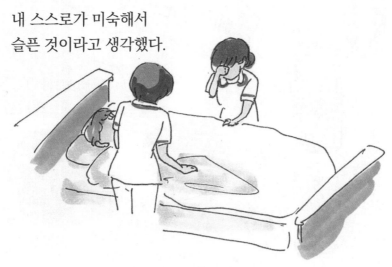

경험이 쌓이면,
강해질 수 있으리라 생각했다.

하지만, 베테랑선배도
함께 울고 있었다.

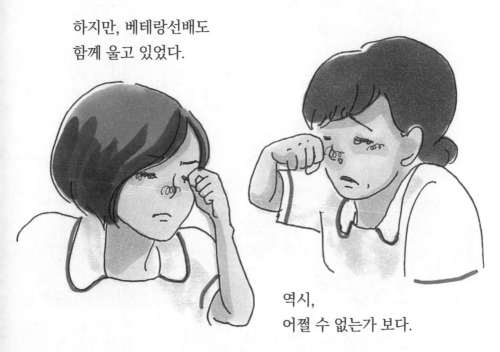

역시,
어쩔 수 없는가 보다.

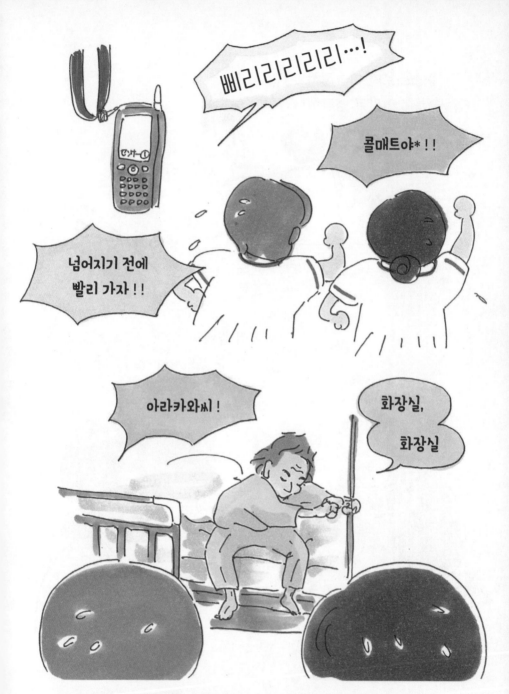

*콜매트(Call mat) … 밟으면 nurse call이 울리는 매트. 예를 들어 혼자 걸으면 넘어질 위험성이 높은 환자가 걸으려 할 때에, nurse call용으로 넘어짐방지를 위해 어쩔 수 없이 사용하는 경우가 있다 (개인의 자유를 침범하게 되므로, 사용 여부는 신중히 고려해야 한다).

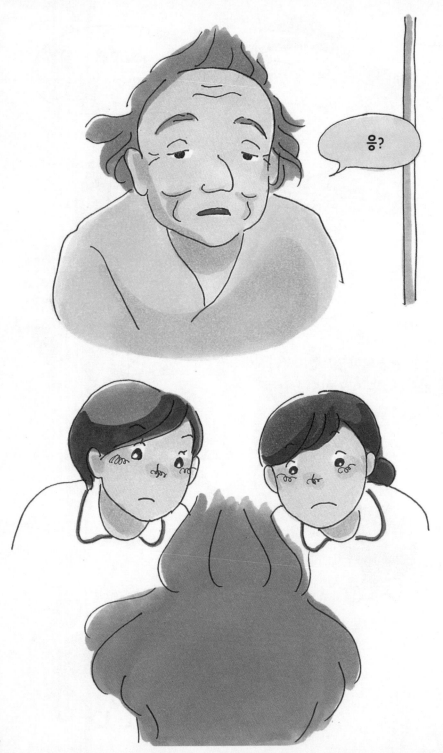

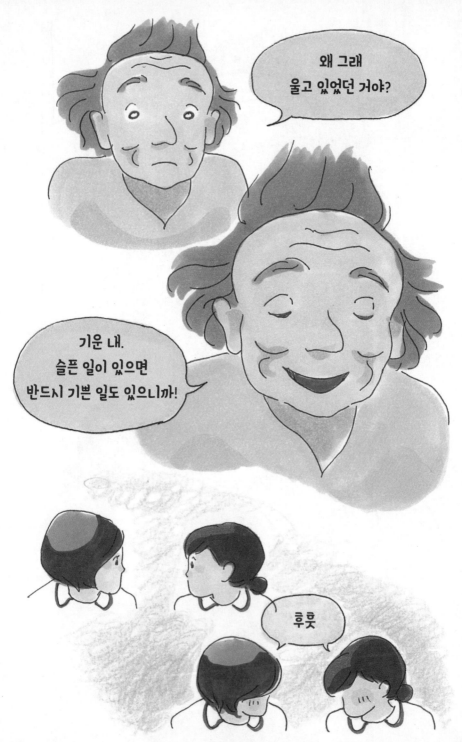

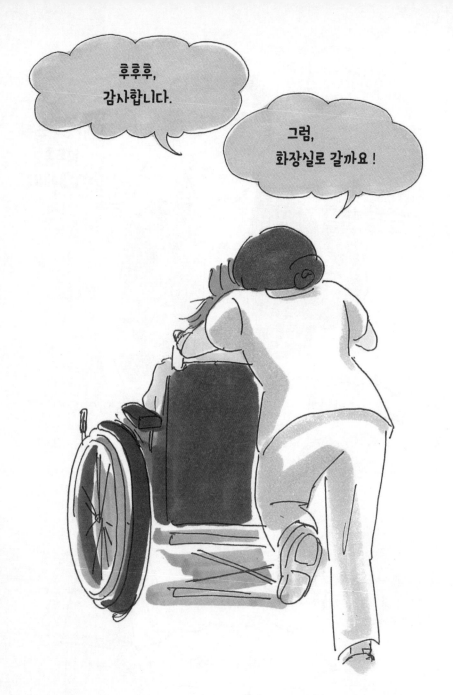

진정 간호사가 되었다.

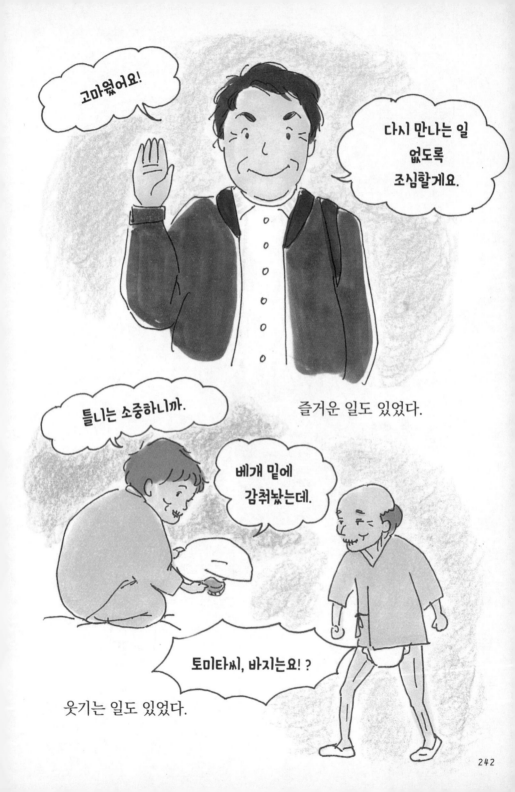

즐거운 일도 있었다.

웃기는 일도 있었다.

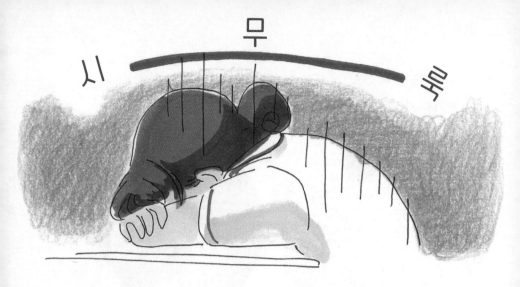

시 무 룩

꾸중을 듣고
낙담한 적도 있었다.

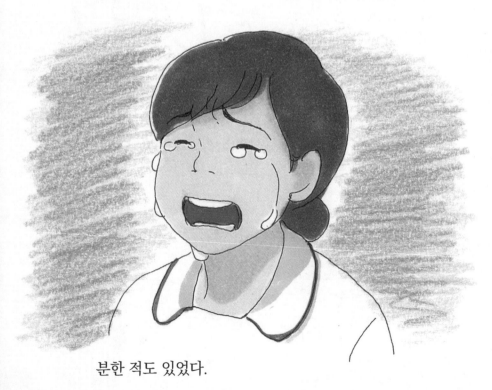

분한 적도 있었다.

'끈기'를 보여주는 선배를 만났고,
포기하지 않는 모습을 보여주는 사람들이 있었다.

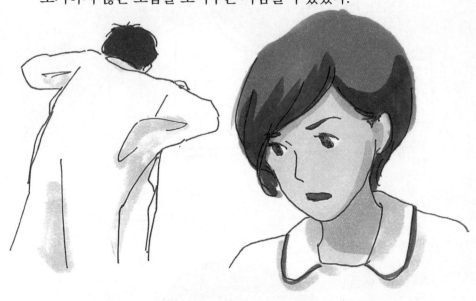

병에 걸린 사람들을 눈앞에 두고,
당연하게 생각했던 것들에 대해
감사함을 깨닫게 되었다.

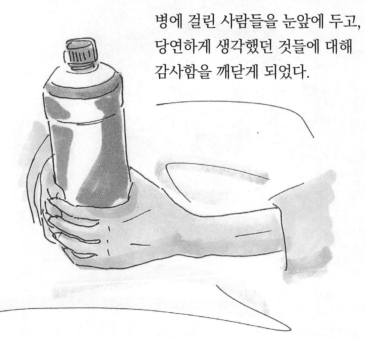

나는 이 병원이라는 장소에서,

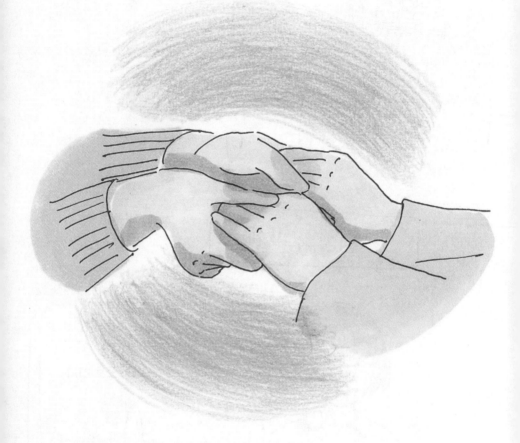

사람들과 마주하는 한 순간 한 순간의
소중함을 배웠다.

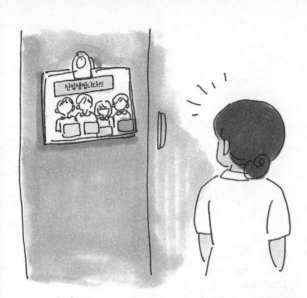

신입생입니다!!!

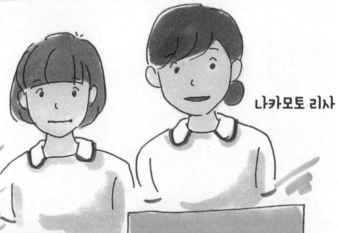

나카모토 리사

환자들을 조금이라도
웃게 하고 싶습니다.

웃는 얼굴이라…….

웃는 얼굴도 좋지만,
내 앞에서 울 때도,
분통을 터뜨릴 때도,
종잡을 수 없는 말을 할 때도,
서글픈 경치를 함께 볼 때도,
마찬가지로 좋은 것이라고,
그 무렵의 나를 깨우쳐 주었다.

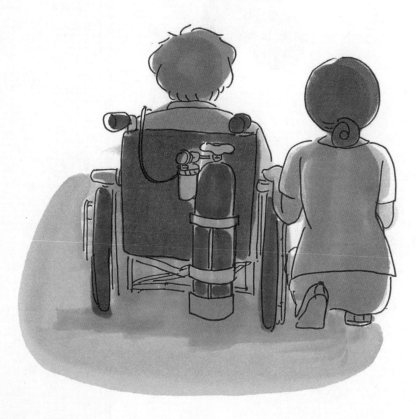

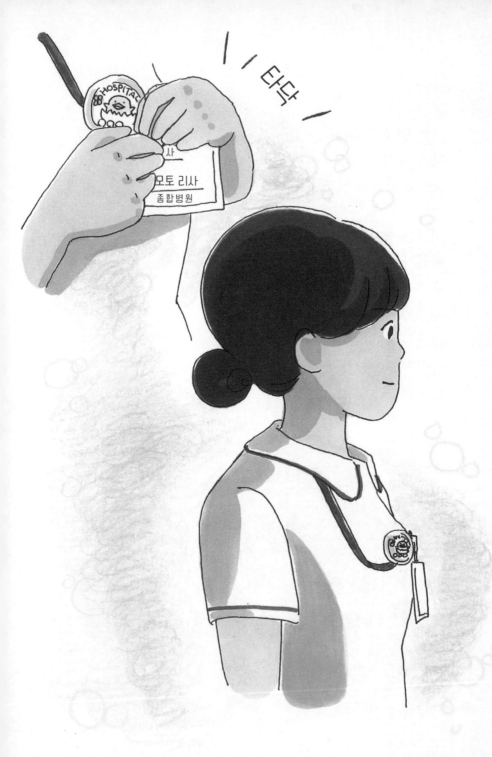

나, 간호사라서 너무 좋아.

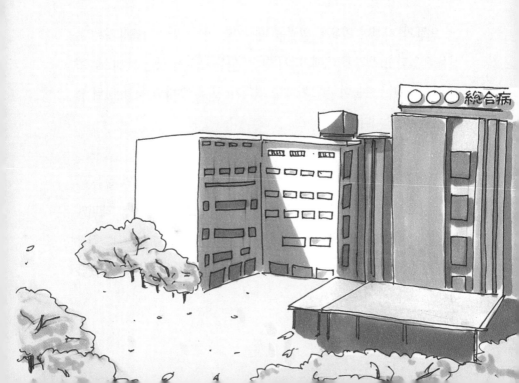

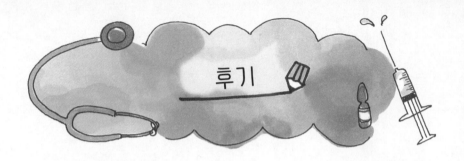

후기

끝까지 읽어주셔서, 감사합니다.

이 책은 제가 간호사가 되고 가장 신입이었던 1~2년째에 가장 힘들었을 무렵에 겪었던 실화를 토대로 한 이야기입니다. 환자들의 죽음을 받아들이지 못하고, 무엇이 정답인지 헤매일 때에 나를 격려해 준 사람들의 이야기를 그렸습니다.

언젠가 자신이 의욕을 잃었을 때, 여러 가지 일로 나태해져서 초심을 잊었다고 생각될 때에, 다시 한 번 힘을 내고자 하는 내게 '부적' 같은 이 에피소드들이 누군가에도 격려가 될 수 있다면 더할 나위 없는 기쁨이겠습니다

그리고 이 책의 큰 테마로 그리고 있는 것이 '병과 인간의 죽음'입니다 간호사로서 병원에서 일어난 일, 본 것을 그린다는 것은 해피엔드만은 아니었습니다. 하지만 많은 사람들과 접촉하는 가운데, 건강하지 못한 상황에서도 행복을 느끼며 살아가는 환자들을 많이 봐왔습니다.

그렇게 맛있다고는 할 수 없는 병원식을 먹으며, '1주일만에 밥을 먹을 수 있어서 너무 좋아요' 라며, 매우 기뻐 하는 환자나

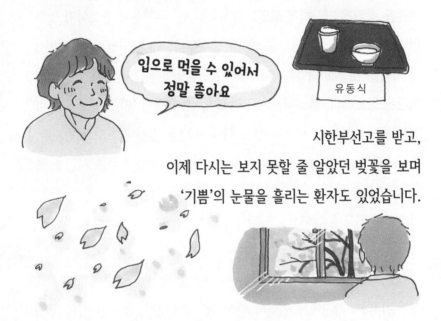

입으로 먹을 수 있어서 정말 좋아요

유동식

시한부선고를 받고,
이제 다시는 보지 못할 줄 알았던 벚꽃을 보며
'기쁨'의 눈물을 흘리는 환자도 있었습니다.

'일체 연락을 하지 않던 아들이 입원하고 나서
매일 병원을 찾아오게 되었다'고 가족간의 유대를
재확인하시며 기뻐하시던 환자도 있었습니다….

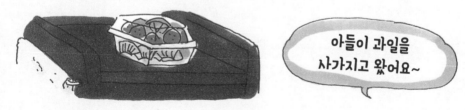

아들이 과일을
사가지고 왔어요~

하루하루를 긍정적으로, 소중하게 살아가는 환자들을 만나면서
당연했던 것에 대해서 감사함을 느끼게 되어
행복하다고 실감하게 되었습니다.

가족과 친구가 있다는 행복, 맛있는 것을 먹을 때의 행복, 그림을 그리고 있을 때의 행복, 욕조에 들어가 있을 때의 행복. 그런 당연한 행복을 강하게 의식하게 되었고, 다시 한 번, 우리들이 간호하지 않으면 환자들은 이러한 생활을 할 수 없겠구나, 내 자신의 일에 대해서 큰 의미를 깨닫게 되었습니다. 링거가 연결되어 침대에 누워 있는 병원이라는 장소에서, 평소에는 누구라도 할 수 있었던 '따뜻한 코코아 마시기' 등, 사람다운 사소한 행복 하나 하나를 잊지 않으려고 합니다. 조금이라도 살아있는 행복을 느낄 수 있도록, 사랑스러운 시간을 보낼 수 있도록……. 그것은 환자뿐 아니라, 나 자신도.

가족이나 친구에 대해서도 말입니다.

그런 식으로 생각하게 해 준 이 세계를 많은 사람들에게 알리고 싶었습니다. '자신에게 있어서 행복이란 무엇일까, 소중한 것은 무엇일까' 생각하는.

끝으로 출판의 기회를 주신 출판사의 키무씨, 나의 서툰 그림과 대화에서 이렇게 멋진 이야기를 이끌어 주신 편집부 아키씨, 시호씨, 작품이 가장 매력적으로 보이게 멋진 디자인을 고안해 주신 혼다씨, 미야다씨께 진심으로 감사드립니다. 전혀 다른 직종임에도 불구하고, 제가 표현하고자 하는 것에 열심히 귀 기울여주시고, '좋은 책을 만들 자'는 표어를 앞세워 타협하지 않는 장인의 자세를 보여 주셨습니다 (타협하지 않는 날카로운 질문은 이미 무시무시할 정도…웃음). 벌써 완성이라니 조금 서운하달까.

부디 우리들의 애절한 마음이 지금 막다른 국면에 처해 있는 사람, 현실에서 괴로워하며 싸우는 사람들의 곁에 머물 수 있기를. 울려 퍼지기를.

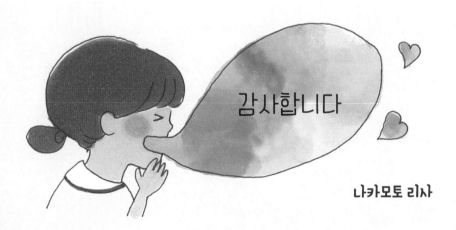

감사합니다

나카모토 리사

간호사가 알려주는 병원이야기

첫째판 1쇄 인쇄 | 2020년 3월 20일
첫째판 1쇄 발행 | 2020년 3월 27일

지 은 이   나카모토 리사
발 행 인   장주연
출 판 기 획   임경수
편집디자인   양은정
표지디자인   김재욱
발 행 처   군자출판사(주)
　　　　　등록 제4-139호(1991. 6. 24)
　　　　　본사 (10881) **파주출판단지** 경기도 파주시 회동길 338(서패동 474-1)
　　　　　전화 (031) 943-1888　　팩스 (031) 955-9545
　　　　　홈페이지 | www.koonja.co.kr

GENDAIKANGOSHI ILLUST ESSAY BYOIN TOIU HENTEKONA BASHOGA OSHIETE
KURETAKOTO by Risa Nakamoto
Copyright © Risa Nakamoto, 2018
All rights reserved.
Orginal Japanese edition published by IROHA PUBLISHING INC.

Korean translation copyright © 2020 by KOONJA Publishing INC.
This Korean edition published by arrangment with IROHA PUBLISHING INC., KYOTO,
through HonnoKizuna, Inc., Tokyo, and A.F.C. LITERARY AGENCY

ISBN　979-11-5955-525-1
정가　15,000원